無塩の養生食

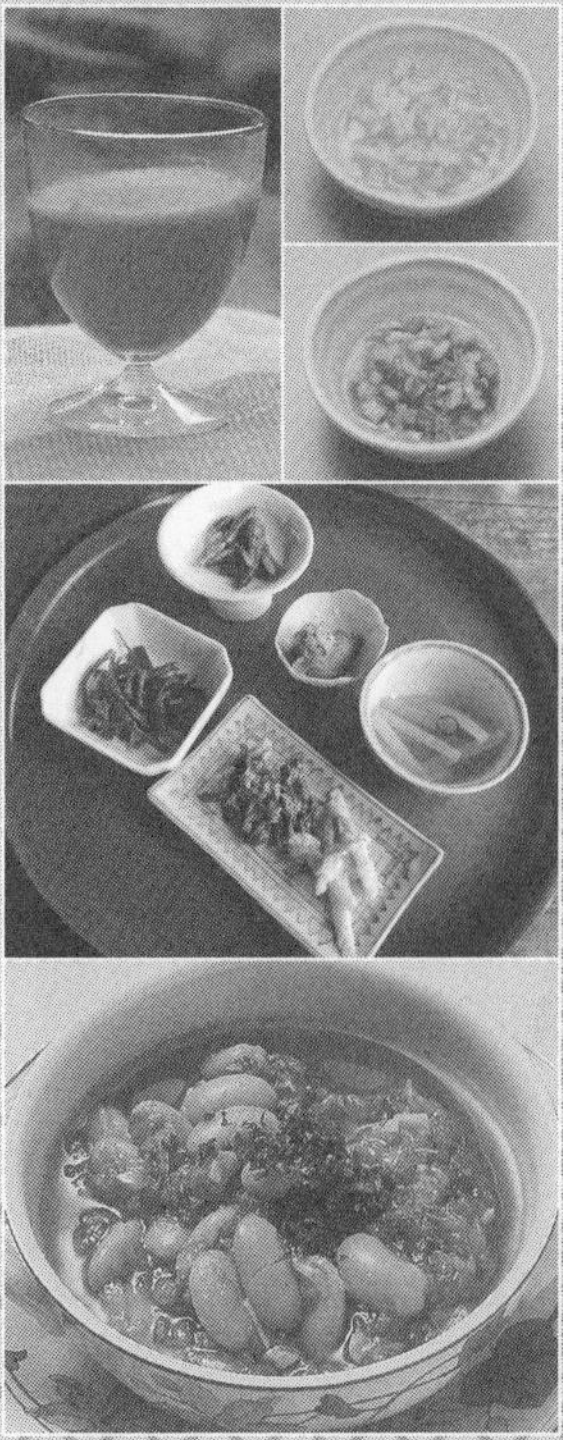

Sakaino Komeko
境野米子

創森社

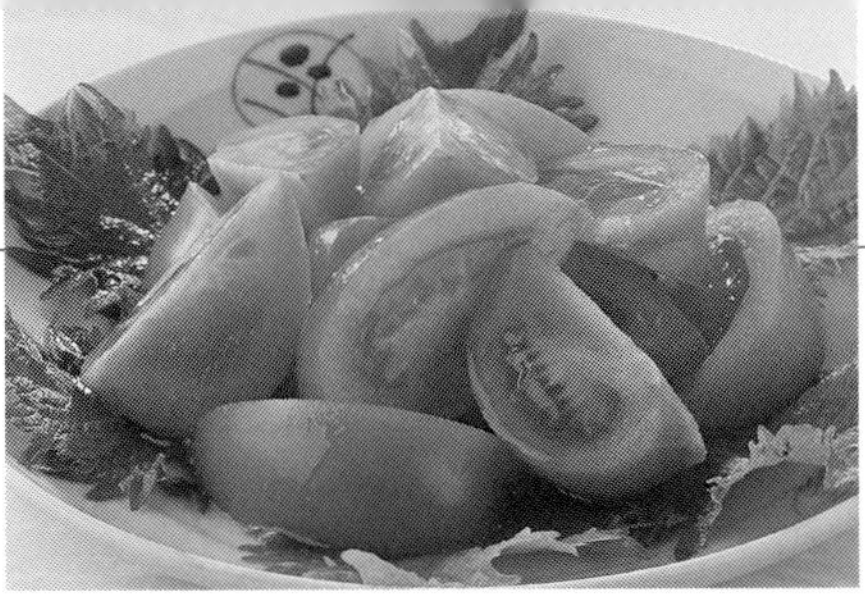

リコピンを高濃度に含むトマト

はじめに

境野　米子

塩分が多すぎるなどの不健康な食生活が原因で、世界じゅうで毎年1100万人が寿命より早く亡くなっていることが、世界規模の健康調査で明らかにされました。「世界の疾病負担研究（ＧＢＤ）」(注)の最新報告によれば、世界じゅうの５人に一人は食生活が原因で死亡、その数は喫煙による死者より多いというのです。

特に「塩分の過剰摂取」が最も大きな死因になっています。そのほか「果物が少なすぎる」、「全粒穀物が少なすぎる」などが指摘されています。また、ナッツや種子、野菜、海藻に含まれるオメガ３《スリー》脂肪酸や繊維が少なすぎても、寿命が縮まることがわかりました。

日本人に関しては、食事による心血管系疾患と２型糖尿病の死亡が世界じゅうで際だって少ない一方、がんの死亡は非常に多く、塩分過多の日本人の食生活ががんに影響したと考えられています。

この報告は、食生活をできるだけ無塩にし、果物や玄米、麦などの雑穀を食べ、野菜や海藻を食べれば、すこぶる健康的な食生活ができることを教示。私たちは不健康な食か、健康な食かを選べます。神から与えられた命をじゅうぶんに全うするために、一つ一つの食物の素材の味を味わうことができる無塩の食事に取り組んでほしいと願います。

（注）世界の疾病負担研究（ＧＢＤ）：日本を含む世界145か国以上から3600人を超える専門家が参加した国際研究チーム。1990年から2017年まで350種類以上の病気やけがによる死亡・障害についてのデータを収集・分析。2017年に全成人の５分の１にあたる約1100万人が「不健康な食事」で亡くなったと指摘した。

第3章 無塩の養生食① 春・夏のレシピ 37

春

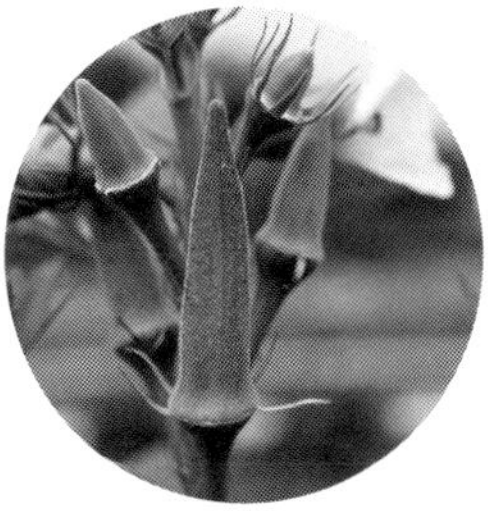
オクラ

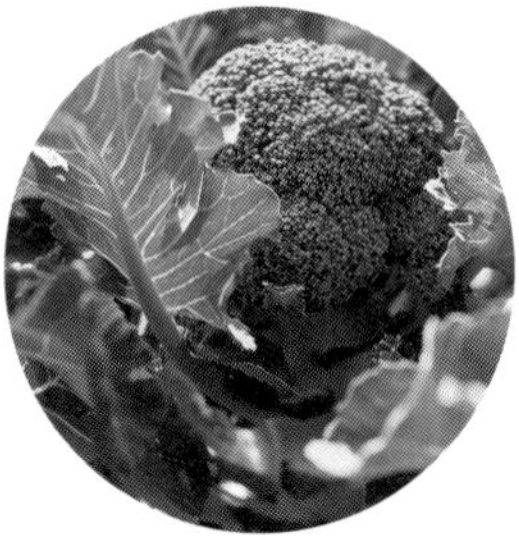
ブロッコリー

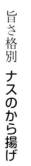

冬

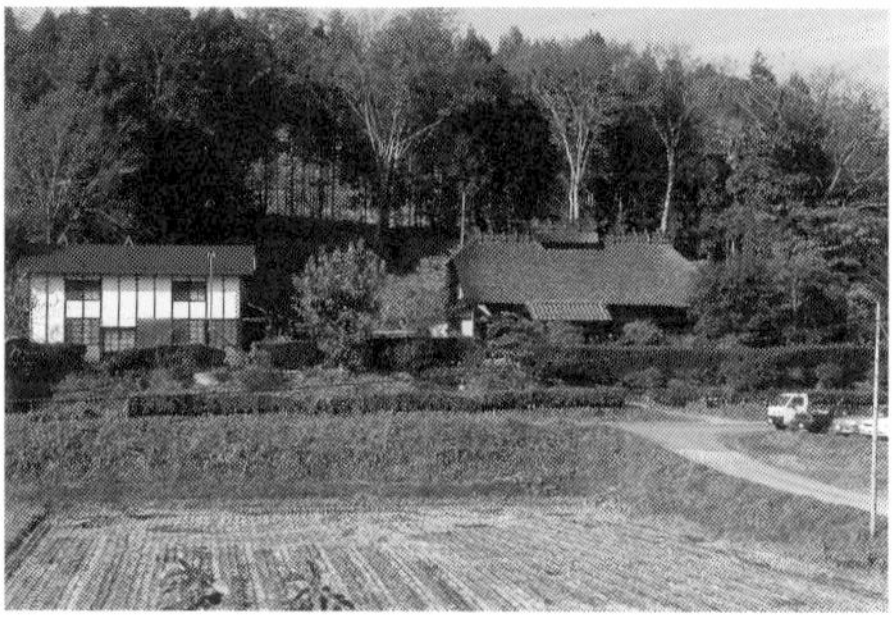

古民家に移り住んで25年余りになる

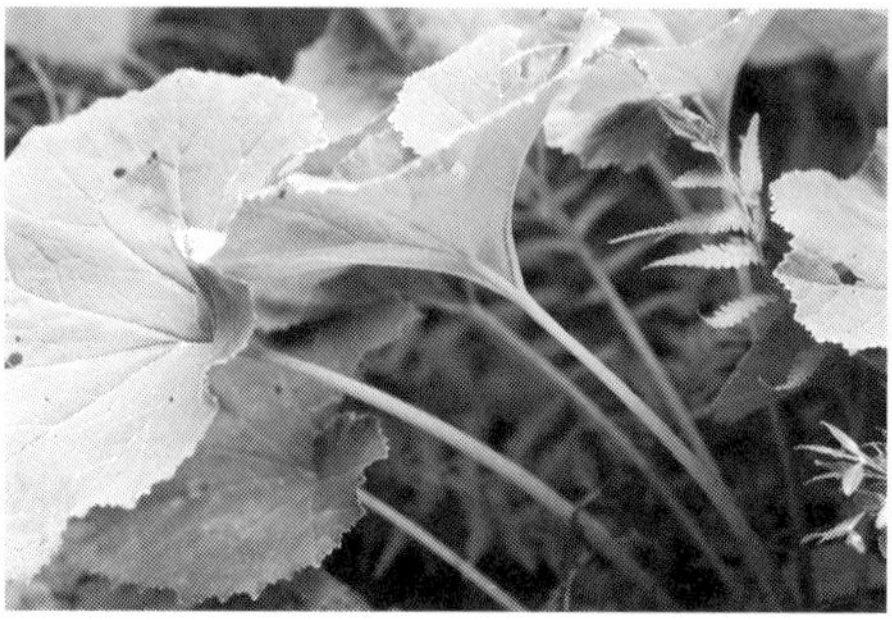

庭先のフキも無塩の養生食の逸材

◆本文中レシピの材料は4人分を基本としていますが、料理によってはつくりやすい分量を目安として記しています。

◆レシピに出てくるだし汁は、「だしのとり方」(P36) で紹介するなかから、好みのだしを用いるようにします。

◆1カップは200ccです。

◆レシピのごく一部を『病と闘う食事』『病と闘うジュース』(ともに創森社) 所収のものをもとにまとめています。

第１章

快復への第一歩は無塩の養生食で

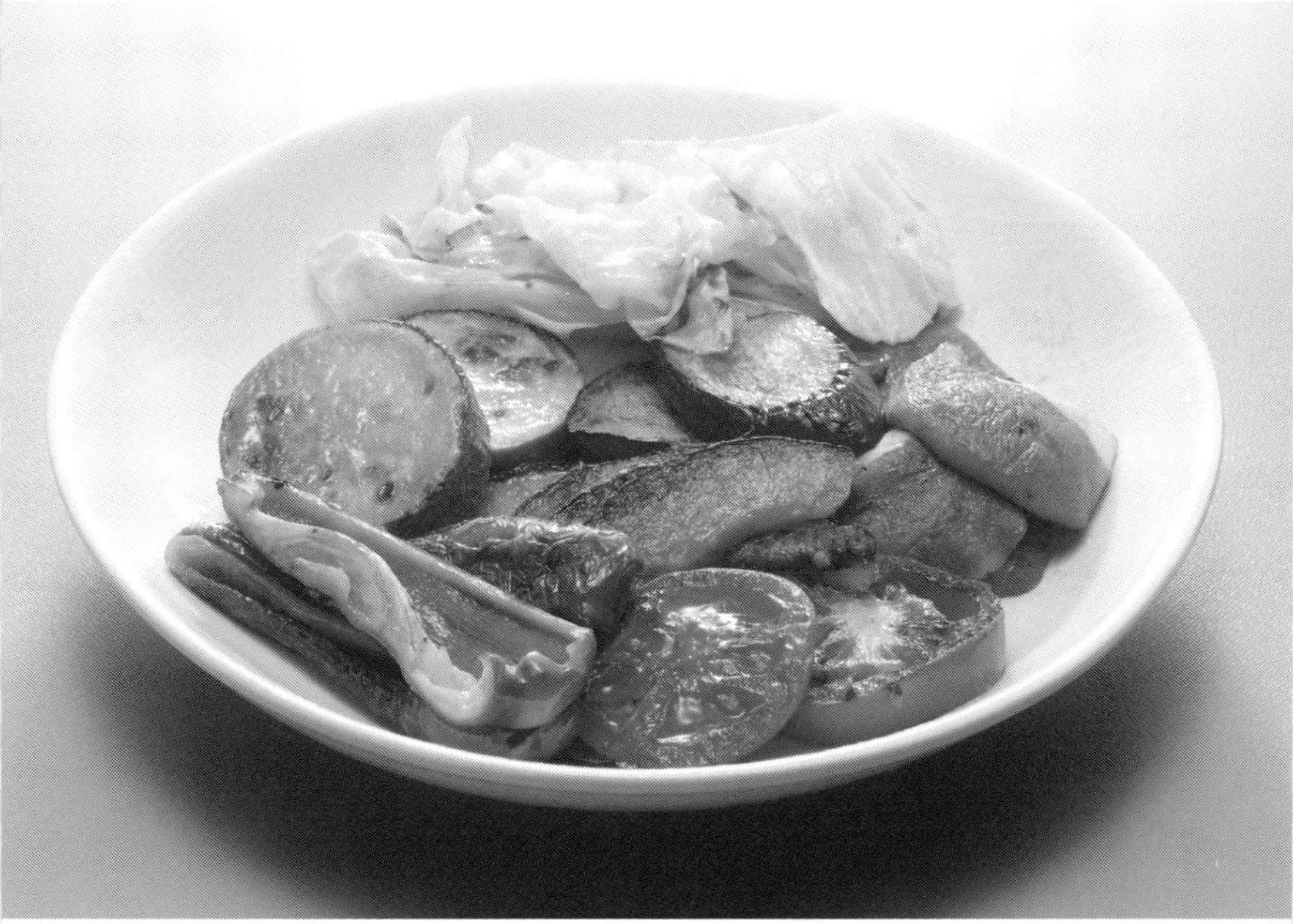

好みの食べ方ができる野菜の鉄板焼き

無塩食はなぜ必要か

食事もままならない事態に!!

築200年の古民家を土台から修復して暮らしはじめてから25年がたちました。

古民家の修復が始まったとたんに膠原病《こうげん》と診断され、ただちに大阪府八尾市の甲田光雄先生のところに入院して1週間の断食をし、その後も甲田先生のご指示で5年間に15回ほどの断食を行いました。

普段は玄米がゆや野菜中心の食事療法で、合掌《がっしょう》合蹠《がっせき》運動、毛管運動、金魚運動などの西式体操も欠かさずに行いました。甲田光雄医師がおすすめの「生菜食」も体験し、そのことを『病と闘う食事』（創森社）として出版しました。

以来、健康には自信がありました。病院に通い薬を飲んでいる周りの友人たちが増えるにしたがい、その自信はゆるぎなく、甲田先生のおかげと感謝でした。

ところが、2016年の夏でしたが、薬剤師の仕事を始めて3か月がたったころのことでした。食欲がまったくなくなり、ブドウの一粒が食べられなくなりました。あれほどおいしかった玄米がゆやニンジンジュースも一口ものどを通りません。

夜中に腹に鋭い痛みを覚えたことから、内科で診察を受けたところ、内臓はものすごくきれいだからと、鉄欠乏性の貧血と言われ、静脈注射を受けました。その日から、全身の関節が痛くなり、歩くこともままならなくなりました。貧血の薬剤による副作用でした。体がだるく、食欲がなく、動くのも大変になったのです。

入院して、腎臓の病気とわかりました。結局2か月も入院したのでした。この腎臓の病気は原因不明とのこと、高齢になって新しく薬剤師として勤めはじめ、それまでの生活スタイルがまったく変わって

「食事ができない」想定外の事態に!!

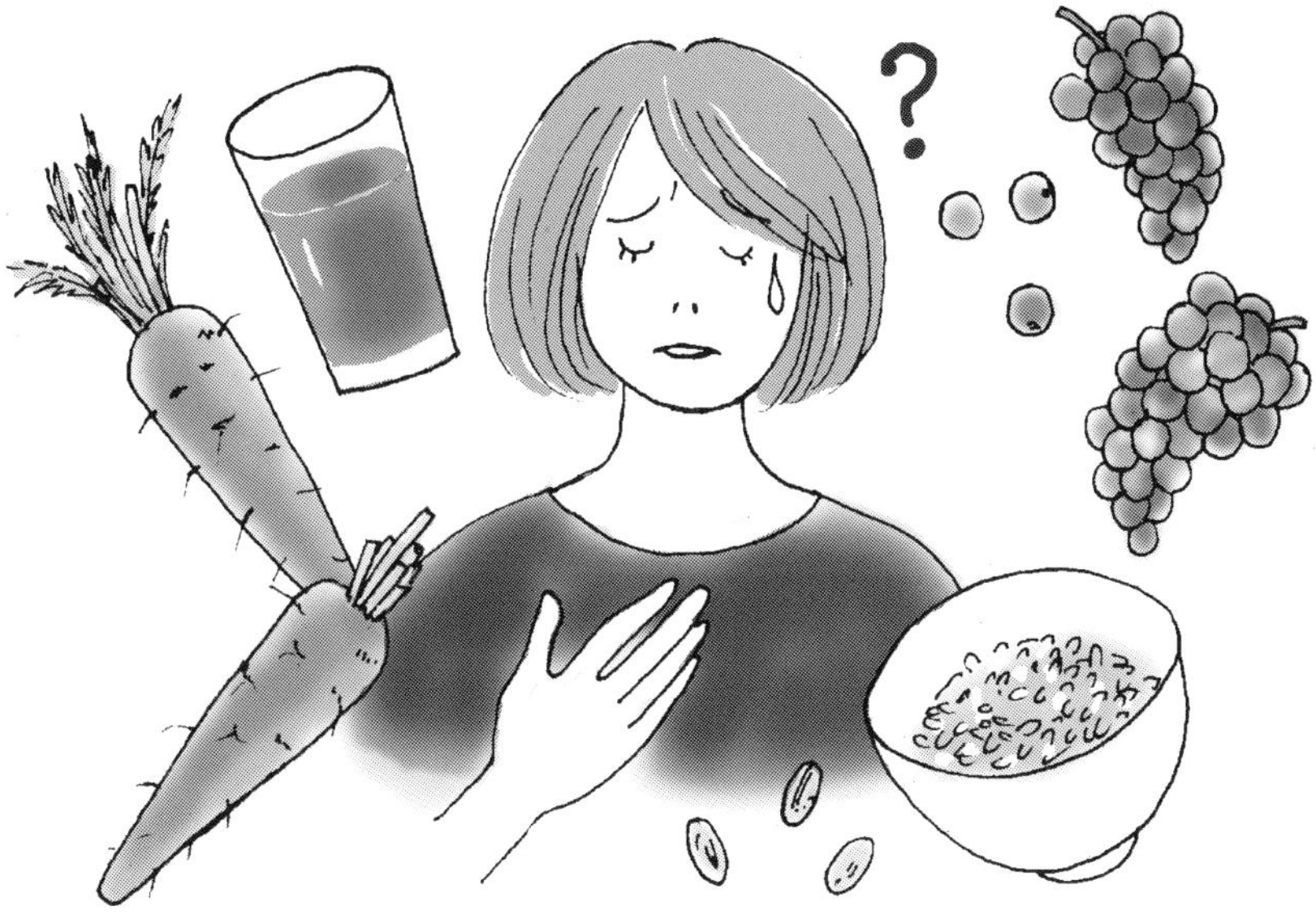

しまったことなどが、発病に関係しているのでしょうか。

食べられないという、想定外の事態に、断食をする意欲も出ずに、入院生活を送りました。

無塩の食事で病に立ち向かう

またその間、夫が前立腺がんと診断されました。当時は私と一緒にニンジンジュースや青汁を飲み、野菜中心の食事になっていた夫は、「なんで、がんに？」とがんを認めることができませんでした。

でも、ずっと以前に、タバコを吸い、お酒を飲んでいたことや、甲田療法(注1)に取り組む私に「おれは絶対にやらないぞ！」と宣言していたときのことはすっかり忘れてしまっていたようです。生活習慣病は、長年の食事や生活スタイルが積み重なって発症するのだと改めて考えさせられました。

夫は大量のニンジンジュースを飲み、玄米を食べ、塩なしの食事という、かなりきつい星野式ゲルソン食事療法(注2)で闘うと決めましたが、私は入院しているので手伝うことはできず、夫は自立してジュースをつくり、食事を準備しました。

星野式ゲルソン食事療法は無塩が重要とされています。がん細胞にはナトリウム塩が多く、そのため体外からナトリウムを入れなければ、がん細胞を日干しにできるとの考えからです。最初の数年は無塩の食事がすすめられています。できる限り塩を摂らない食事をする必要があります。日本人には大切なみそとしょうゆが使えないのが、本当に大変です。

しかし、この無塩の食事で、長年高血圧症で薬を飲み続けても下がらなかった夫の血圧が下がったのには、驚きました（夫の取り組みは、参考までに次項で手記として紹介しています）。私も以後は見習い、できるだけ塩を使わない食事を心がけるようになりました。その食事のポイントを今回は紹介したいと思います。

結局は、素材の味を味わうことに尽きるのです。しょうゆの味、みその味ではなく、素材の味をじっくりと味わうことなのです。

ふつうの減塩でも道遠しの理由

2015年食事摂取基準によると、食塩の一日当たりの摂取目標値は、男性が8g未満。女性は7g未満。日本高血圧学会の推奨値は男女とも6g未満。世界保健機構（WHO）は6gが目標値です。

一方2016年の国民健康・栄養調査では、一日の平均摂取量は男性が10・8g、女性は9・2g。目標達成はまだまだ先のように思えます。私たちにとって大切なみそとしょうゆ、そして塩は、食文化として根づき、欠かせないものなので、どうしても摂りすぎになってしまうのです。

しかし、減塩にたいする消費者の意識も高くなり、摂りすぎを防ぐ商品、つまり減塩商品がさまざまに店頭に並んでいます。それでも、減塩の取り組みは、道遠しです。

みそ、しょうゆ、さらに旨みだしに使われる、グルタミン酸ナトリウム、イノシン酸ナトリウム、クエン酸ナトリウムなどの化学酸味料・調味料の多く

日本人の塩分過多の食生活が発がん率を高める!?

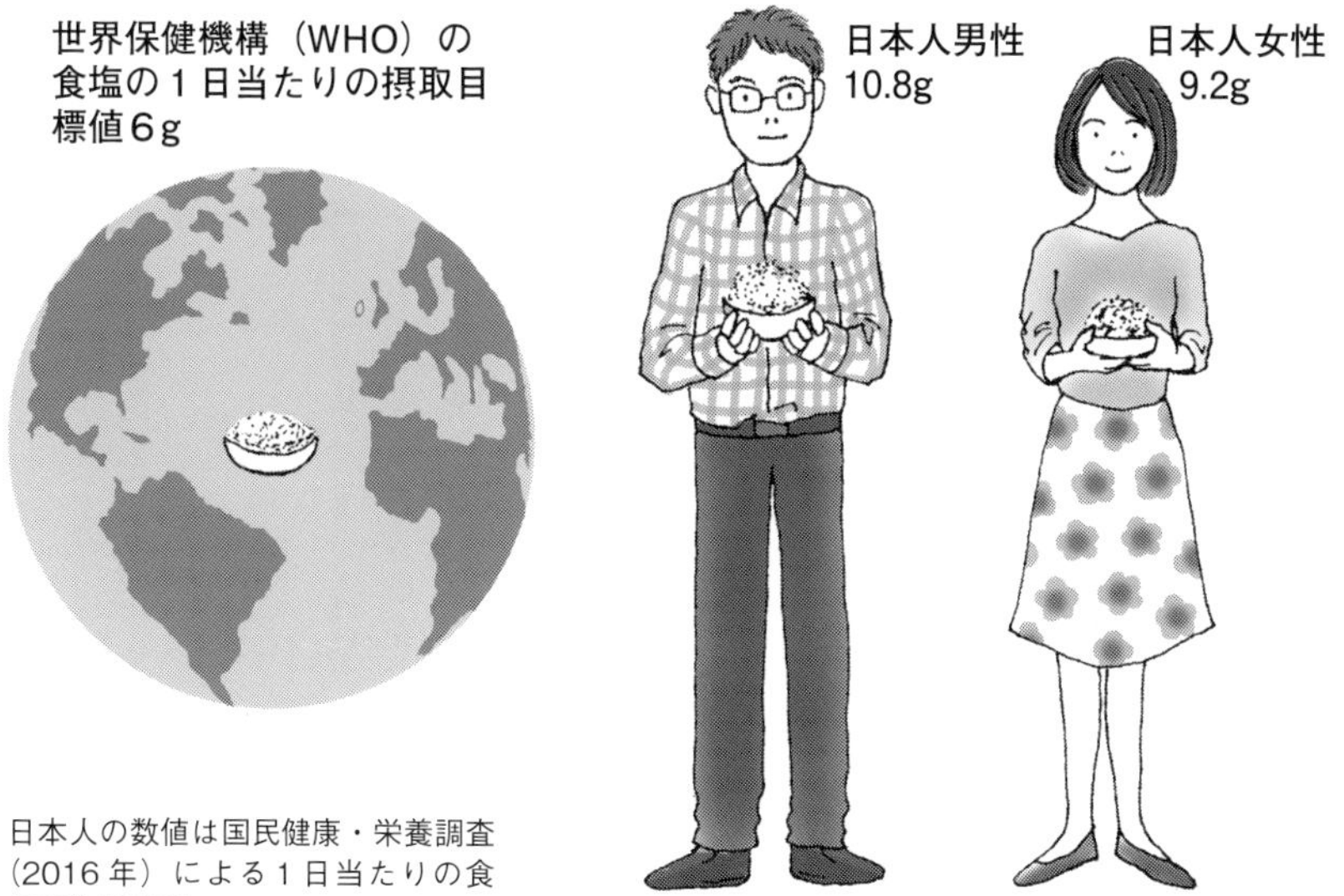
世界保健機構（WHO）の食塩の１日当たりの摂取目標値６g
日本人男性
10.8g
日本人女性
9.2g

注：日本人の数値は国民健康・栄養調査（2016年）による１日当たりの食塩平均摂取量

はナトリウム塩だということが抜け落ちています。

そんな旨みは使っていないという人でも、しょうゆの原料やみその原料が「丸大豆」ではなく「脱脂加工大豆」なら、こうした調味料が入っています。「減塩」にしていると安心していても、化学酸味料・調味料のナトリウムのために、ナトリウムはさらに増えているかもしれません。

食塩摂取量の多少と発症のリスク

塩・ナトリウムは、多くの人が知っているように、高血圧との関係が指摘されています。塩・ナトリウムの多い食生活を続けると高血圧、さらに動脈硬化の原因になりやすく、多くの臓器に負担をかけるといわれています。

しかし、近年は、それだけではなく、がんの発症とも関係していると指摘されています。星野式ゲルソン食事療法（参照『病と闘う食事』創森社）の大切な柱は、塩抜きの食事というのも、うなずけます。

国立がん研究センターによれば、平成２年

図　食塩摂取量と胃がんリスク

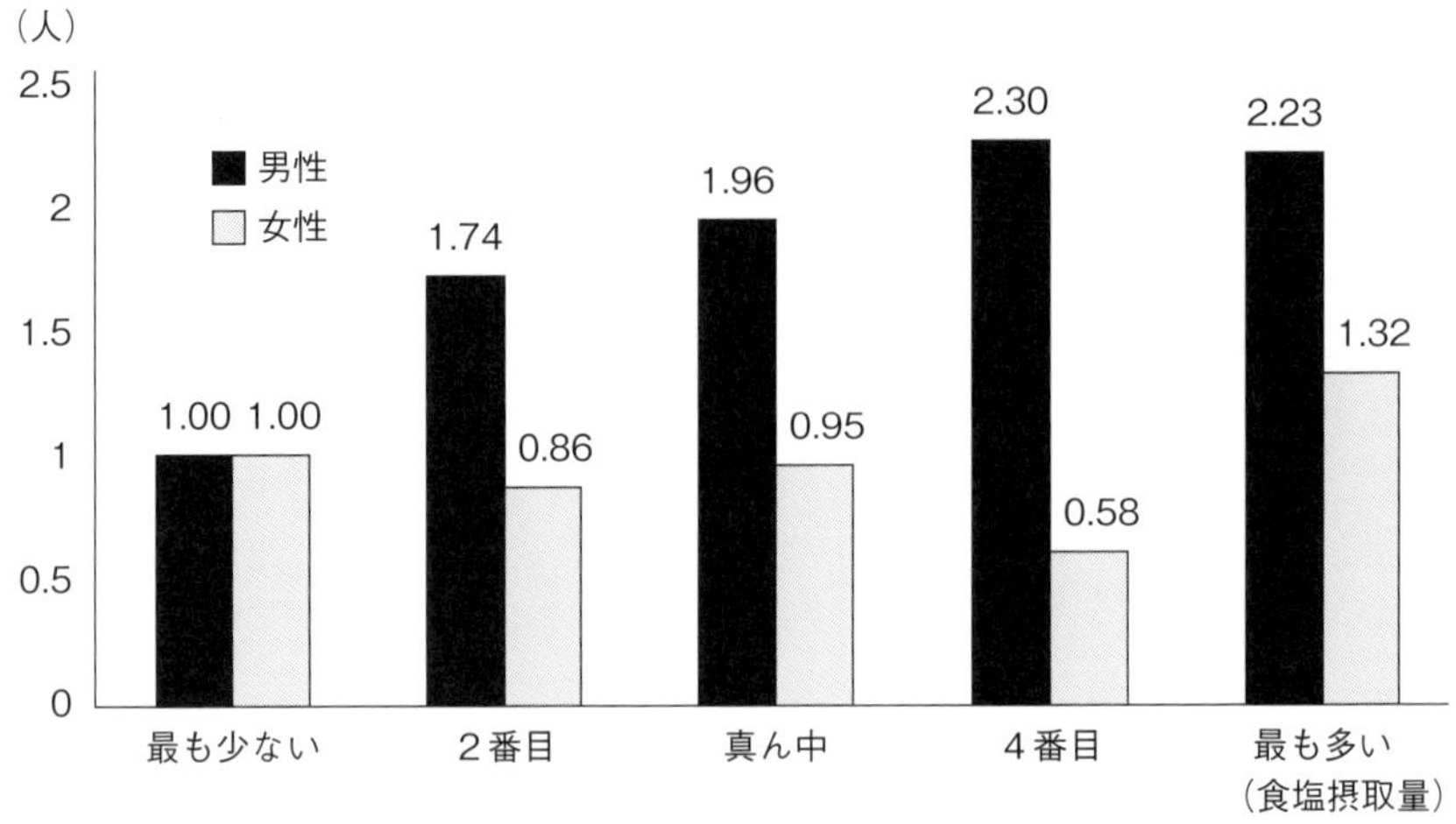

注：①1000 人当たりの胃がんリスク
②出所は国立がん研究センター（1990年）

（1990年）に、岩手県二戸市、秋田県横手市、長野県佐久市、沖縄県石川市（現、うるま市）という4地域の、40～59歳の男女約4万人の方々に、食事や喫煙などの生活習慣に関するアンケート調査を実施。その後10年間の追跡調査にもとづいて、食塩・塩蔵食品摂取と胃がん発生率（リスク）との関係を調べた結果、高濃度の塩分を含む食品をよく食べる人では、胃がんリスクが高くなることが示されました。

また、胃がんリスクは年齢と喫煙によって高まり、緑黄色野菜を多く摂取すると低くなることがわかっていますが、そのような他の要因の影響を取り除いたうえで、結果を導き出しました。

図のように、男性では、食塩摂取量が高いグループで胃がんリスクも明らかに高く、約2倍になりました。1年間当たりで計算すると、食塩摂取量が最も低かったグループでは1000人に一人が胃がんになったのにたいし、食塩摂取量が最も高かったグループでは500人に一人ということになります。

女性では明らかな関連が見られませんでした。
これは、実際に食塩摂取量とは関連がないという解釈に加え、女性の中で胃がんになった人が少なく正確なデータが出なかったこと、また、男性と比べて、女性ではアンケート調査という方法から食塩摂取量を正確に把握しにくいことなどの解釈が考えられます。

無塩のおいしさに目覚めるために

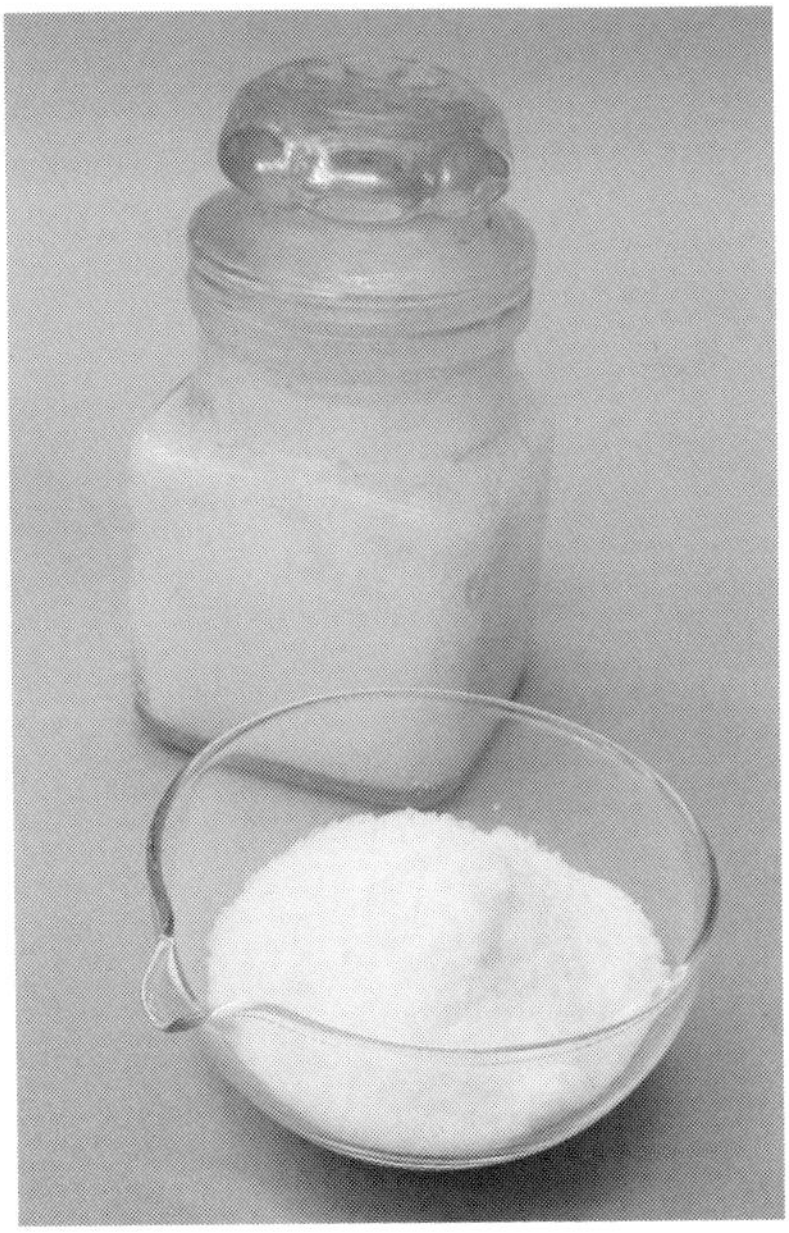
食生活を支えてきた塩だが……

減塩は、だれでもが知っています。また、だれもが多少なりとも心がけていることでしょう。しかし、これはできそうでできないものです。国民栄養調査の結果を見ても、その実はたいして挙がっていません。もしあなたが、がん、血圧など、健康上に緊急性があると自覚しているなら、いちばんの効果的な方法は、この世に塩と調味料はないものと覚悟することです。まったく、塩と調味料は使わないことです。長く続けなくても、最初は1か月でいいのです。そうすると、血圧が下がってきます。
そのような成果が挙がると、面白くなるのです。こんなしょっぱいものを平気で食べていたと思うと、無塩のおいしさに目覚めてきます。そうなれば、もう大丈夫です。
最初はだれでもが「え、どうしよう、みそ、しょうゆもだめでしょ！」とびっくりし、戸惑うことでしょう。しかし、使える調味料も多数あるのです。
酢、ワインビネガーなどはＯＫ、オリーブオイル、ゴマ油もＯＫ、黒砂糖やハチミツ、メープルシロップなどもOK。こうした使える調味料を混ぜ合わせ、多種類のドレッシングをつくり、まずは、これでみそ、しょうゆ、塩がない食事を補います。

しかし、だんだん、塩味がないことに慣れてきます。むしろ、素朴な自然の味がおいしくなってくるのです。夫の場合も、時間はかかりましたが、今はほとんどドレッシングを使わずに食べています。それどころか、少し塩味が入っているものを「これ、しょっぱい！」とすぐに見分けることができるようになりました。

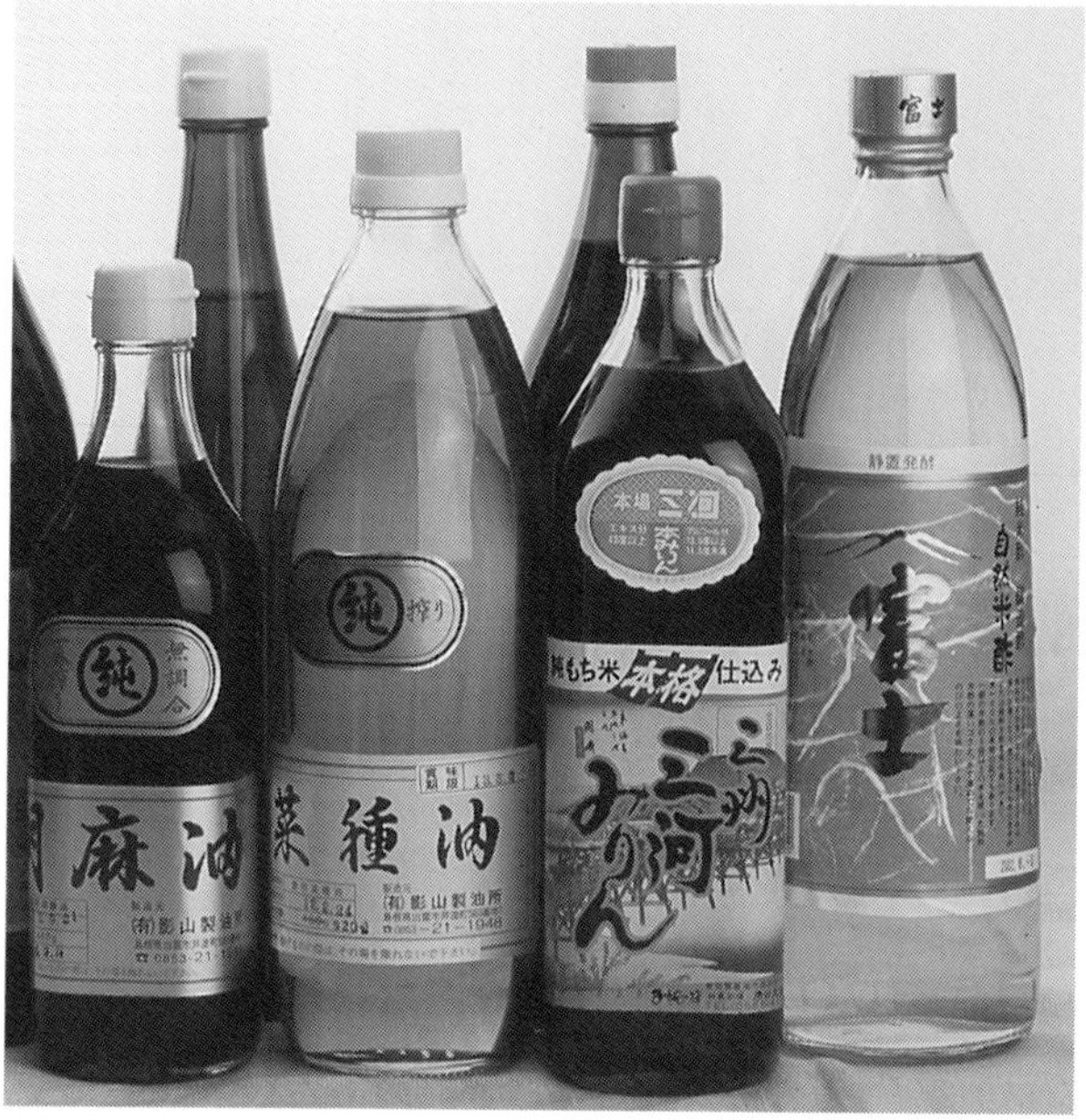

無塩食に市販調味料を役だてる

無塩の食事と食べ方の基本

これまであたりまえのように摂取してきた食塩、みそ、しょうゆ、化学調味料などを遠ざけ、無塩の食生活を実践するための四つの心がまえを挙げておきます。

◆最初は1か月を目標に始める。毎日血圧を測り、効果を確かめる
◆塩だけでなく、調味料も使わない
◆カリウムが豊富な野菜などをしっかり食べる
◆いろいろなドレッシングを用意し、おいしく食べる

なお、カリウムは高血圧の原因となるナトリウム、塩素などの塩分の害を抑えることがわかっています。リンゴの産地である青森県の弘前医科大学の調査結果によると、毎日リンゴを食べる人は食べない人よりも高血圧の発症が少ないということが明らかになっています。

特にはっきりした原因が見つからない本態性高血圧ではカリウムを摂ることで症状が現れることを抑制できることも知られています。

カリウムは野菜、果物に多く含まれています。特に海藻、豆類、納豆、イモ類、こんにゃく、ホウレンソウ等の緑黄色野菜、干し柿、レーズン、リンゴなど果物類、キノコ類、ナッツ類、胚芽、ツクシ、タラノメに多いことが知られています。これらカリウムの多い食べ物を、ぜひとも意識して食卓にのせてください。

夫が塩なしの食事で、前立腺がんと闘うと決めましたが、思った以上に大変だったのは、市販のほとんどのものに、塩が入っていたことでした。惣菜は初めからだめと分かっていましたが、たとえば、そばやうどんなどのゆで麺類も、塩なしのものを探すのは至難の業でした。これでは、血圧の管理も、がんの予防も困難です。スーパーなどで当たり前に売られている商品を、少しでも無塩のものに変えてもらいたいと、切実に思います。

（注１）甲田療法
　大阪府八尾市で甲田医院を開業し、長い間がん、胃腸病、腸の癒着、肝臓病、喘息など医者から見放された多種類の病を、断食や食事療法、西式の運動で治療し、多くの実績を挙げてきました。食事療法の基本は、少食。昔から「腹八分に医者いらず」といわれてきましたが、甲田光雄医師は「飽食の時代にあっては、腹六分」と提唱し実践していました。『少食が健康の原点』（たま出版）など、たくさんの著書があります。「少食」の根底には、すべての食物に感謝し、すべての命を無駄にしないでいただく、世界じゅうの人が飢えないようにという平和・平等の精神があります。
　私は、１９９４年福島県立医科大学で「混合性結合組織炎」（膠原病）と診断され、すぐに甲田医院で１か月の入院生活を送り、１週間の断食を体験しました。家に戻った後も、食事療法、西式運動は続け、甲田医師の指示で、家で1週間の断食を5年間で15回いたしました。靴下もはけず、蛇口も回せなかった両手が自由に動くようになり、いつの間にか、しびれが残るだけになり、今ではなんともありません。血液検査をしても、まったく正常値です。体重は減り、トラブル続きだった肌も、すべすべになりました。甲田先生は、命の恩人と思っています。

（注2）星野式ゲルソン食事療法

ドイツ生まれの医師マックス・ゲルソンが提唱した食事療法は、『ガン食事療法全書』（1920年、徳間書店）にまとめられています。がんを全身の栄養障害ととらえ、体全体の栄養代謝の乱れ、肝臓・膵臓を中心とする内臓機能の低下が、がんにたいする免疫力を低下させているとし、体をがん細胞に不都合なようにつくり直す、つまり、がんが好むものを断ち、がんを日干しにし、免疫力、自然治癒力を高めることで再発、転移を抑える療法です。

星野仁彦《よしひこ》氏はご自分が大腸がん、転移を体験し、厳格なゲルソン療法を、医師として働きながら実行できるようにアレンジしました。塩分・動物性タンパクの制限やジュースの摂取は守りつつ、通常の生活が可能な簡便法を考え、実行し、『ガンと闘う医師のゲルソン療法』（マキノ出版）や講演活動などで、多くの患者さんに星野式ゲルソン食事療法を伝えています。

前立腺がんに向き合う

報告　境野健兒

がん細胞が見つかった!!

昼も夜もトイレが近くなった。しかも残尿感が強くあり、尿の自己管理がむずかしくなっていった。妻と海外旅行を計画しても、このことが気がかりで諦めたり、あるいはゆったりとした旅行を選ぶようになった。

これも加齢の現象かと思っていたが、尋常でない気もして、高血圧でお世話になっているかかりつけの医師に相談したら、前立腺の検査を強くすすめられた。検査の結果、前立腺がんの腫瘍マーカーであるPSA値が17・0ng／mℓ（以下、単位は省略）で、基準値が4・0であることから前立腺がんの可能性が高いとの所見であった。

日常的に健康を気遣い、安全で体によい食べ物を選び、またタバコ、お酒もやめるなど、血圧以外では病院の世話にほとんどならず、自分の健康にはかなりの自信があったので、がんの可能性に関してはにわかに信じがたいことであった。

紹介された泌尿器科の専門医による診察を受け、がんであるかどうかの生体検査をすすめられた。たとえがんであっても、がんにたいして医者任せにせず自分でも向き合い、がん細胞の活性化を抑えることはできるのではと考え、知り合いの星野仁彦医師や、また『病と闘う食事』（創森社）を書いている妻にも相談した。

自己免疫力を弱める抗がん剤や放射線治療は最終手段であると胸にしまい、専門医に管理していただきながらも自分としては、食事療法でがんに立ち向かうことを決めた。野菜類をたっぷり摂り、玄米を主食とする食事をいっそう徹底させること、ニンジンジュースは一日1000ccまで増やすことにした（それまでは、コップに1杯程度は毎朝飲んでいた）。大量のニンジンを自宅で搾るために、韓国にいる娘から韓国製スロージューサーをプレゼントされた。

しかし、残念なことにPSA値は上昇の一途をたどり41・7まですすんでしまった。長い年月をかけてつくられたがん、そんなに甘いものではないことを覚え、医師の強いすすめで生検を受けることにした。

前立腺の左右それぞれ10か所の細胞を採取した検査では、20か所中15か所からがん細胞が見つかった。「がんにまちがいがない」との医師の宣告であった。転移の可能性もあるかもしれないと、腎臓、肝臓の検査、さらに転移が多く見られる骨の検査（骨シンチ）を行った。

その結果、骨の2か所への転移の疑いという診断であった。今まで健康によいとされる最高の食事をし、また家系でもがんになった者はいず、この宣告に「どうして自分がなるのか」という問いを繰り返す日々となった。また先行きも見えず悶々としていて心を重くした。

みずから向き合うことに

医師からは、骨の転移の可能性もあるから前立腺の切除でなく、抗がん剤や放射線治療をすすめられた。前立腺がんに関する本をたくさん読んだ。特に医師でありながらも食事療法でがんに向きあう医師たちの実践には勇気づけられた。

まずは抗がん剤に頼らないで、がんに向き合うことに腹を決めて、医師にその旨を伝えた。医師は僕の決意を聞き入れてくれて、「ホルモン療法で対処しましょう」ということになった。

この療法はがん細胞をなくすのではなく、その活動を抑える措置であり、死ぬまでがんを抱えながら生きるということであった。妻や知人の医師にも相談し、ゲルソン食事療法でがん細胞の活性化を抑え、日干しにする闘いをすることに腹を固めた。

がん細胞の勢いは検査しなければわからず、目には見えないものとの闘いであることから、医師に相談、管理をしていただき、体をいたわりながら長期間の積み重ねをすることにした。自分で体調を管理しながら焦らずに向き合う、ストレスを抱えることなく楽しく向き合うことを決めた。

とはいっても、40日に一度の診察は、ＰＳＡ値が高くなっているのではないだろうかと不安や重圧感を覚え、そして最後は「よい結果となるように」と祈るしかなかった。

塩分なしの食事のスタート

食事で向き合う基本は、肉、乳製品を食べないこと、がん細胞の増殖を促進する塩分（ナトリウム）を口に入れないことである。なお、海でとれた小魚は塩分を含んでいるから、ゼロというわけにいかない。カリウム豊富なたくさんのダイコンおろしで食べるようにアドバイスを受けた。それにたいして大量に摂取したのはニンジンジュースである。

最も大変であったのは塩分の摂取であった。塩分がないというのはみそ、しょうゆ、塩による味つけがない食生活、生まれてこの方ありえない食生活であり、おいしさのある味がなくなり、しかも食べるものがなくなるなど本当に困った。大好物の漬け物もお預けである。

塩分を含まない食品をスーパーで探すのは至難の業、日本人は過度に塩分を摂取する塩漬け生活になっていると思わされた。塩分摂取は高血圧の要因だけではなく、がんの発生とも関係しているという話を聞いたことがあるが、本当だと実感した。

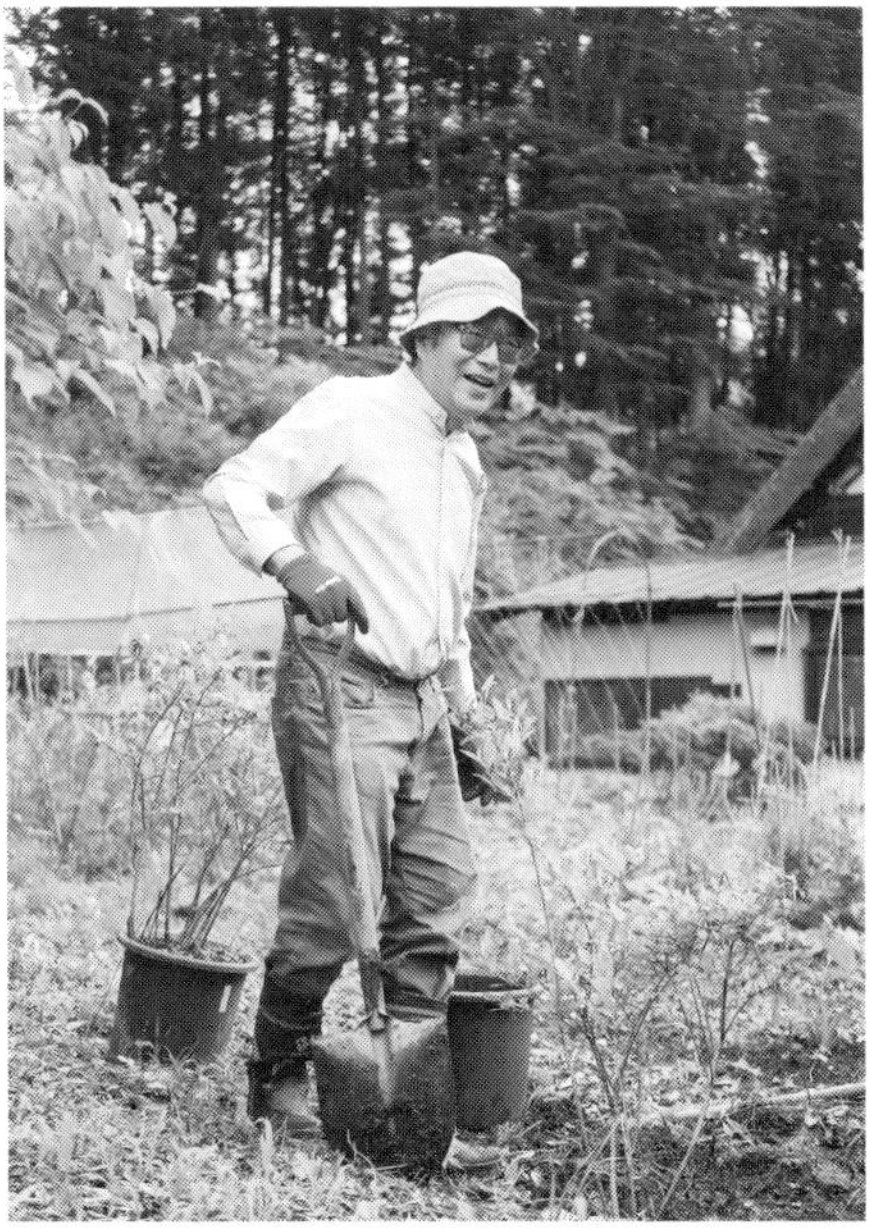
ブルーベリーの植え替え作業（筆者）

食べるものは加工されたものでなく生鮮食品に限り、家庭菜園の無農薬野菜はありがたかった。塩分なしの味つけだから、酢、オリーブオイル、ハチミツ、精製されていない黒砂糖などを利用したドレッシングをつくった。これにすりゴマ、コンブ粉末とシイタケの粉末、ときにはコショウやトウガラシなども入れ、味つけのバリエーションを広げている。

妻が料理をしても味つけ直前のものが私のおかずとなった。季節のたくさんの野菜、根菜を大皿に盛り、レンジでチンした温野菜を、このドレッシングで食べている。本当に不思議なことであるが、味なしの料理でも慣れるとけっこうおいしく感じられるようになった。

ごはんもそのものの淡い甘さを覚えた。出張に出かけても、コンビニでごはん、納豆、サラダに果物で用を足すことができた。家族で旅行に行っても、食べ物を選択できるバイキングのある宿にした。そして常時持ち歩いたのが自家製の塩分ゼロのドレッシングである。味なしの煮物、スープ、焼き魚など、慣れるにしたがって野菜、素材のもつ味がこれほどまでおいしいものかと覚えるようになった。

塩味に慣れた味覚が次第に変わっているように思われる。野菜がもつ微妙な味を感じ、「こんなに旨いものがあるのか」と日々食べる喜びを感じることができるようになった。

見えはじめた食事療法の効果

専門医からからホルモン療法の治療を受け、他方で家族の支えによる食事療法という二つの方法でがんに向き合ってきた。特に食事療法は2年2か月余りにわたりかなり厳格に続けた。この間、PSA値は下がり、また下がったところで横ばいをし、また下がりはじめるというとても嬉しい下降のグラフの線を描いてきた。

PSA値が1・0以下になったことを契機に食事療法を少し緩め、おいしいものを食べに出かけ、また海外にも足を向けることできた。なお、2019年11月の直近では今までなかった最低の数値0・44を示した。

がんの疑いからもうすぐ3年、医師はホルモン療法の効果が出ているという。私は食事療法の成果が出ていると思っている。どちらにしてもPSA値は下がっていることに変わりない。家族に支えられながら、自分も闘っている実感があり、うれしい限りである。もしかしたらがん細胞が弱まっているのではないかと期待も大きい。

星野仁彦医師からは「小さな変化に一喜一憂することはない。大丈夫ですよ」と励まされている。妻からは、「ニンジンジュースや温野菜も毎朝自分でつくり、本当は嫌いなはずの玄米ごはんもおいしいと食べる、これが勝因ね」とうれしい評価をもらった。

塩分を抑える食生活を心がけているが、がんが再び活性化してきても、また食事療法を徹底させればよいと思っている。医師に頼るだけでなく、自分でも祈りを深めつつ前立腺がんに向き合い、残り少ない人生を楽しみたい。

第２章

手づくり調味料で無塩を乗りきる

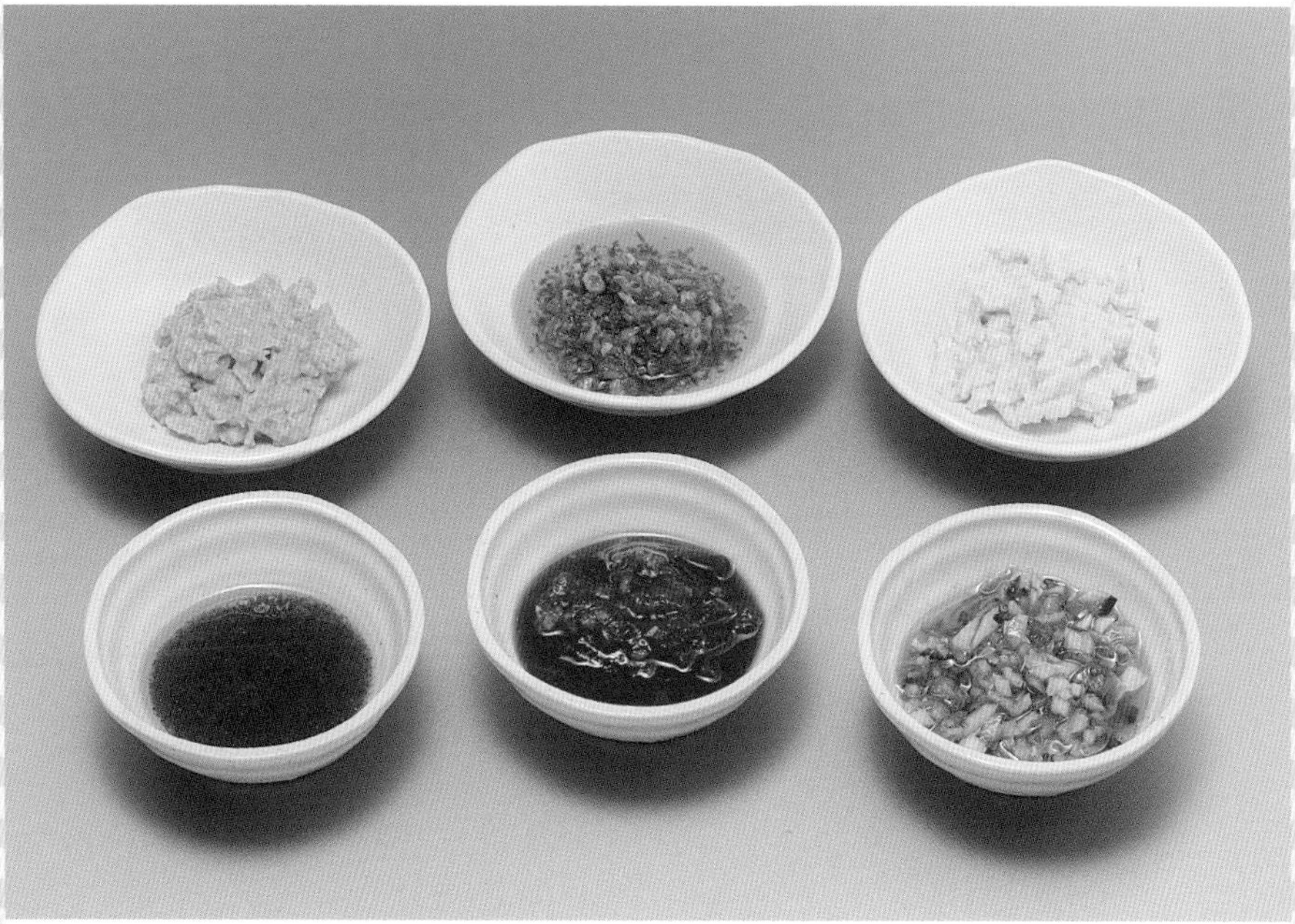

無塩食に役だつ手づくり調味料いろいろ

ドレッシングをつくって生かす

材料の目安はP.31〜

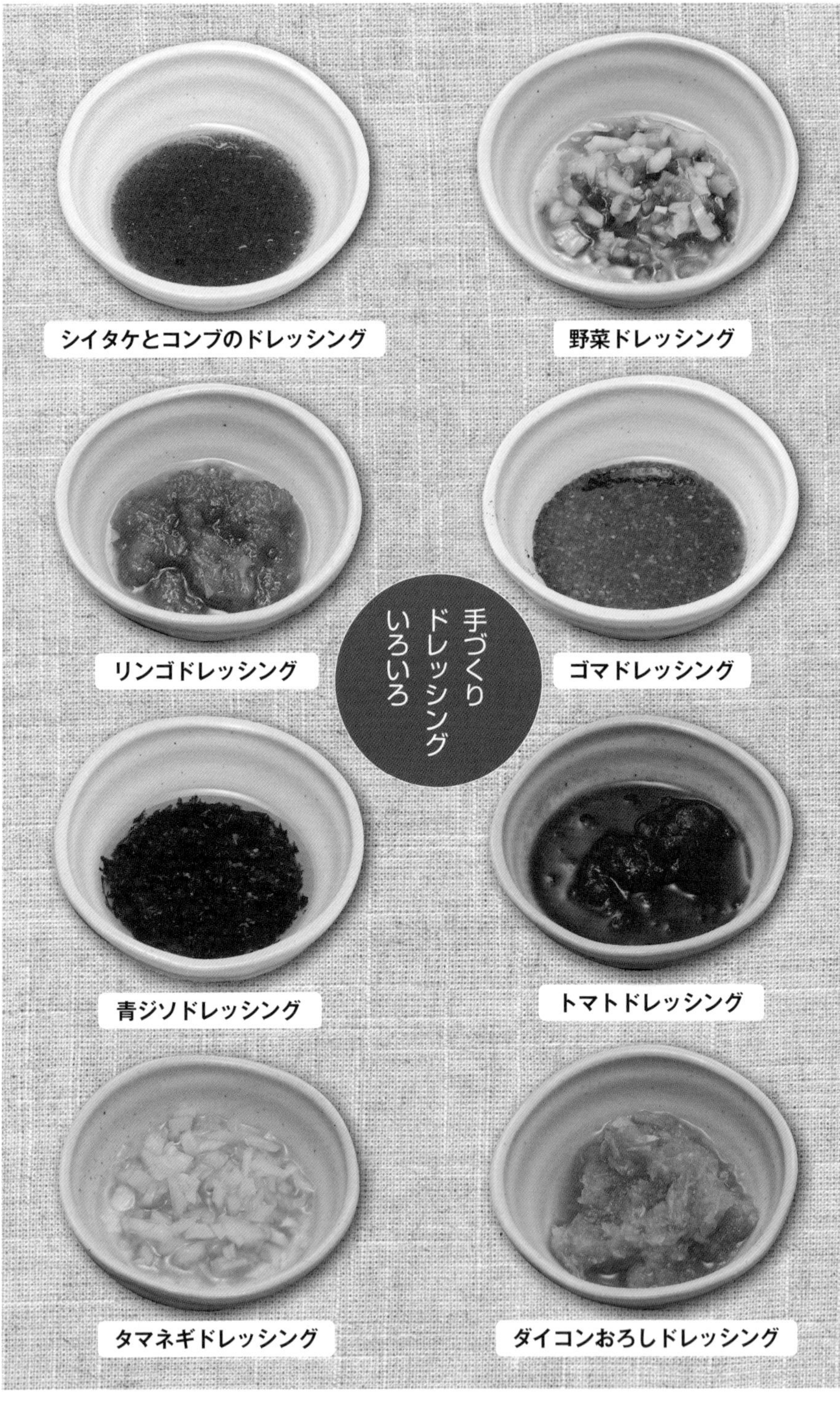
手づくりドレッシングいろいろ
シイタケとコンブのドレッシング
野菜ドレッシング
リンゴドレッシング
ゴマドレッシング
青ジソドレッシング
トマトドレッシング
タマネギドレッシング
ダイコンおろしドレッシング

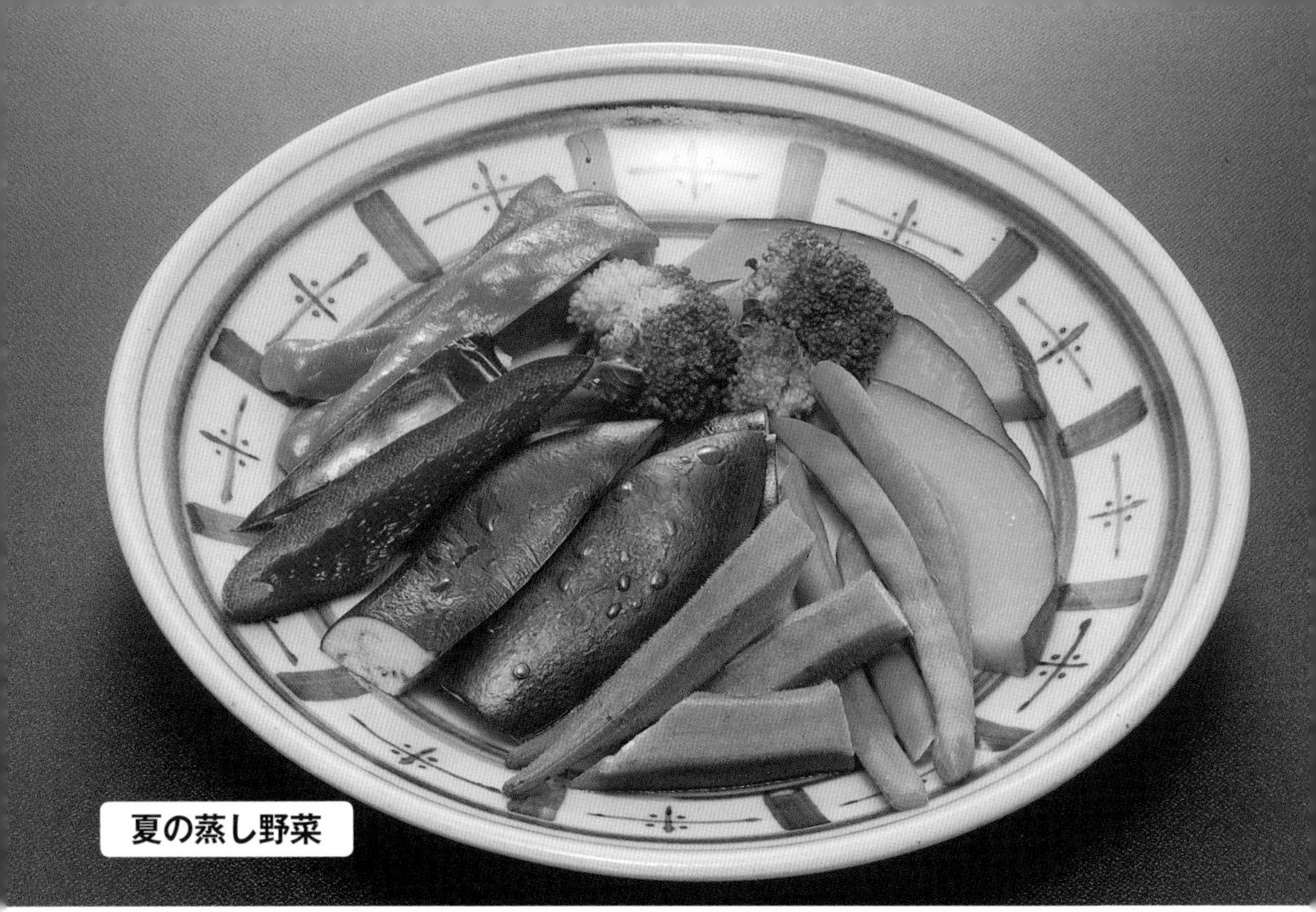

無塩に慣れるため、まずは好みのドレッシングをかける（つくり方 P57）

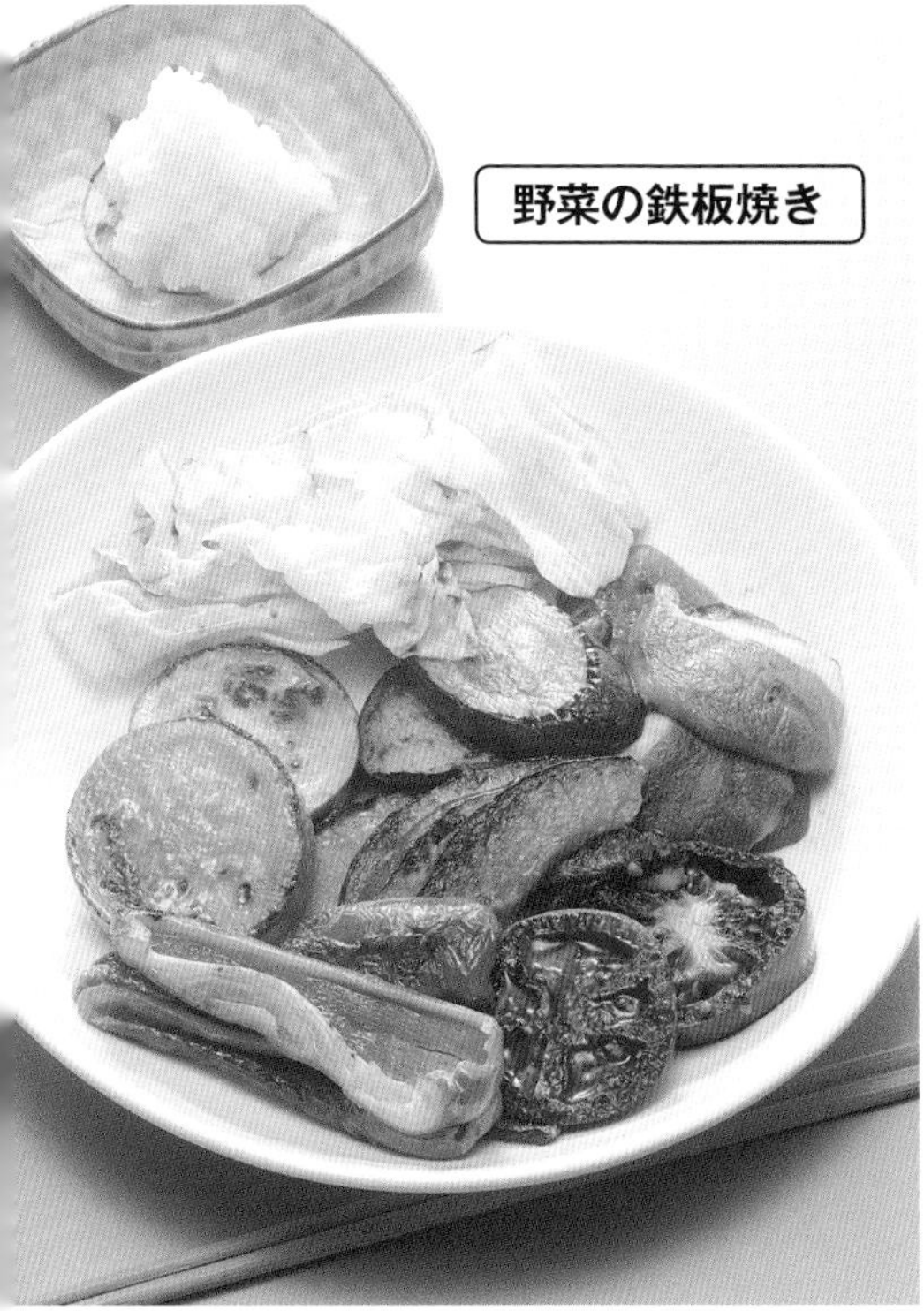

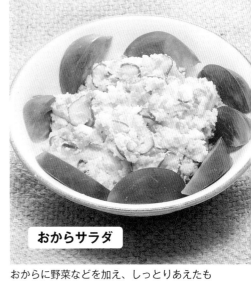

おからに野菜などを加え、しっとりあえたもの。タマネギドレッシングなどを軽くかけると食べやすい（つくり方 P67）

◀熱々の野菜にダイコンおろしを添えたり、ダイコンおろしドレッシングをつけたりして食べる（つくり方 P87）

ソースをつくって生かす

材料の目安はP33～

手づくりソースいろいろ

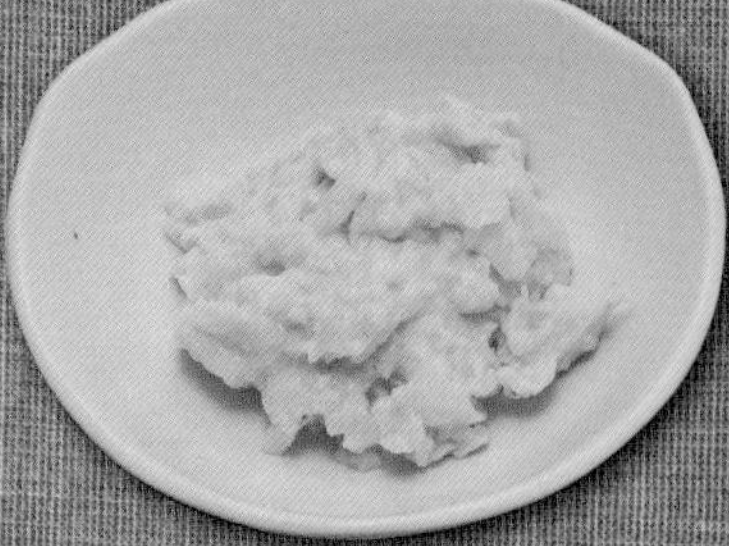
ホワイトソース

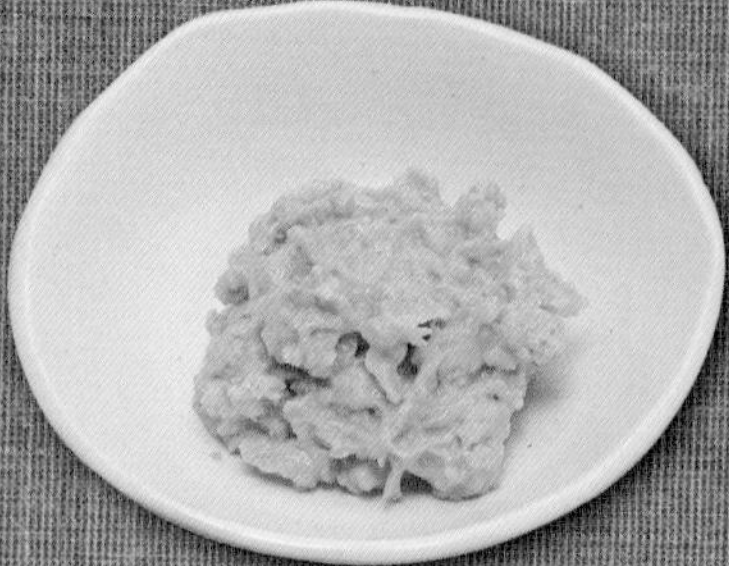
カレーソース

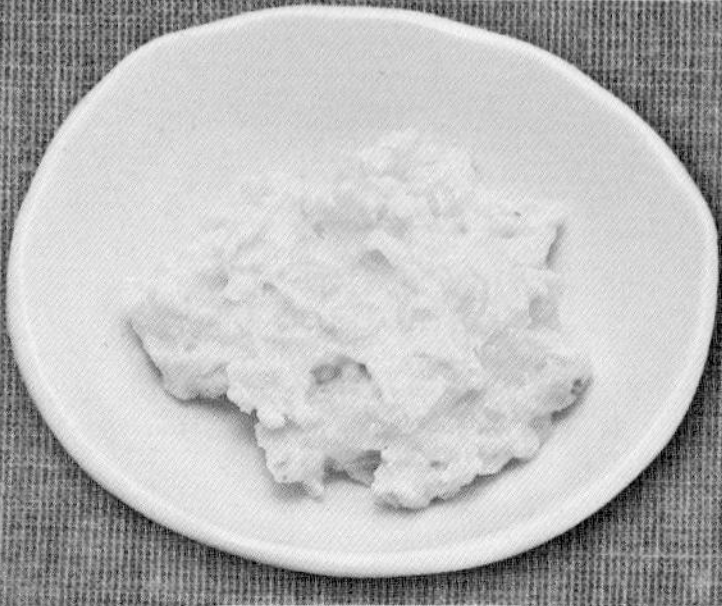
ワサビソース

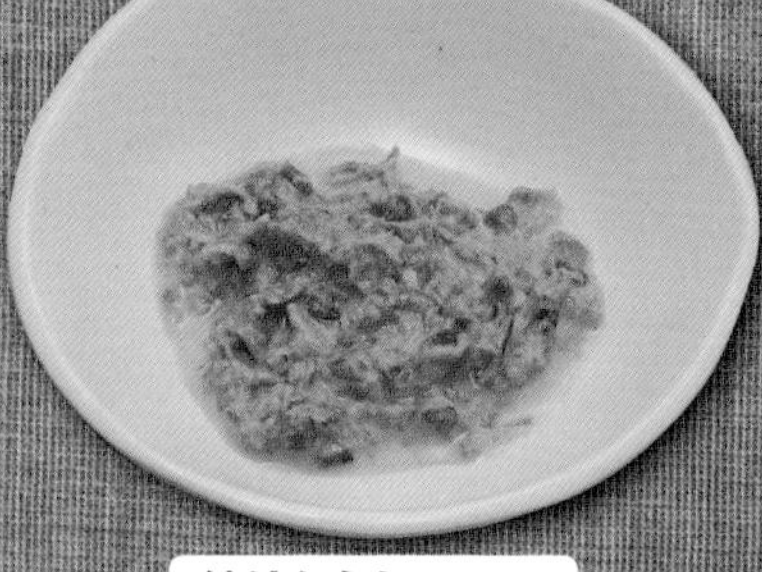
練りからしソース

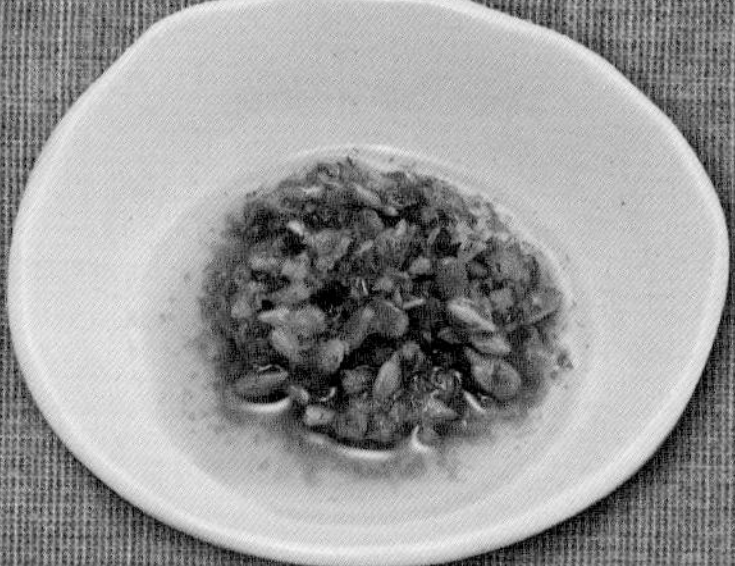
パセリソース

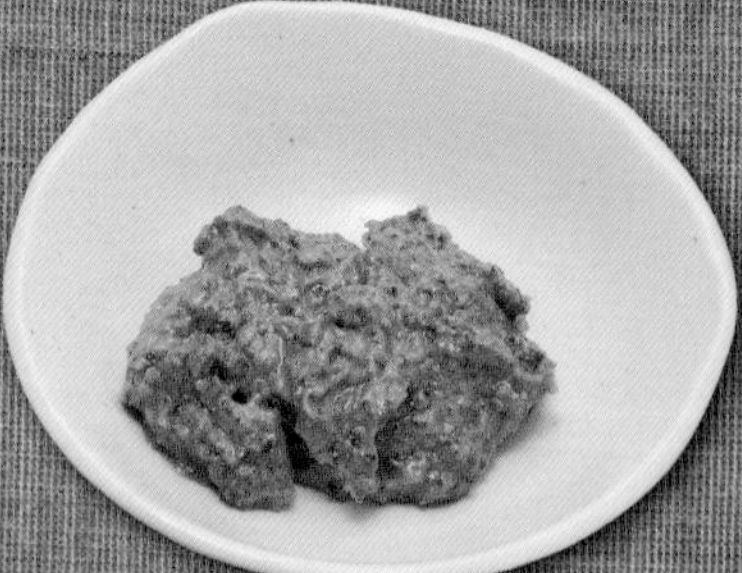
干しブドウとクルミのソース

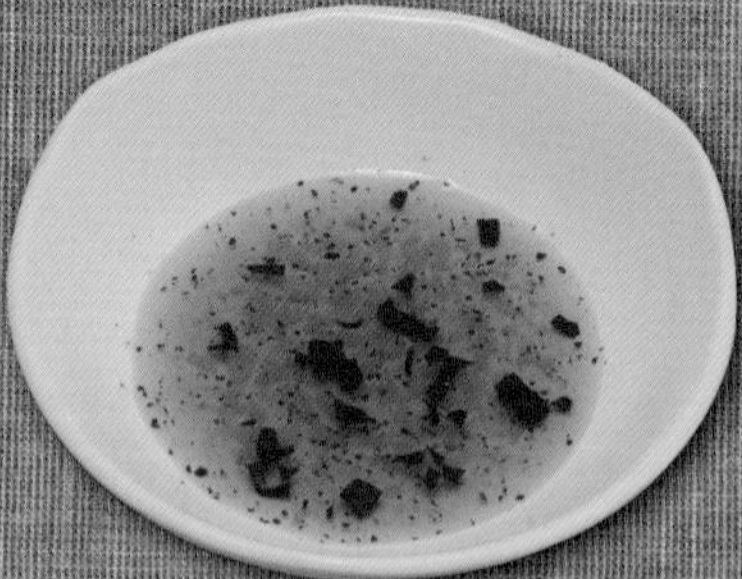
スイートチリソース

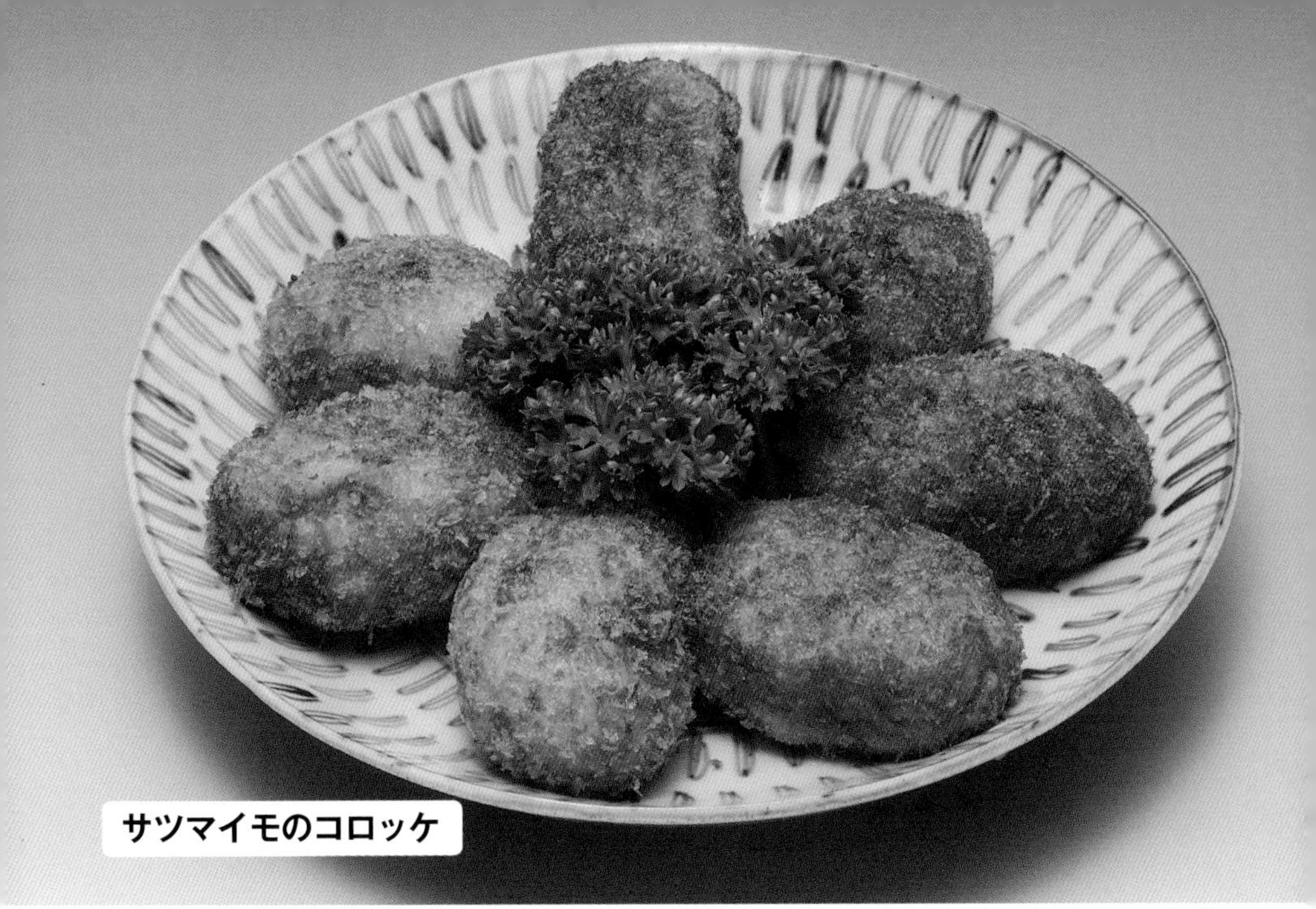
サツマイモのコロッケ

甘みのあるコロッケには、パセリソースなどが合う（つくり方 P83）

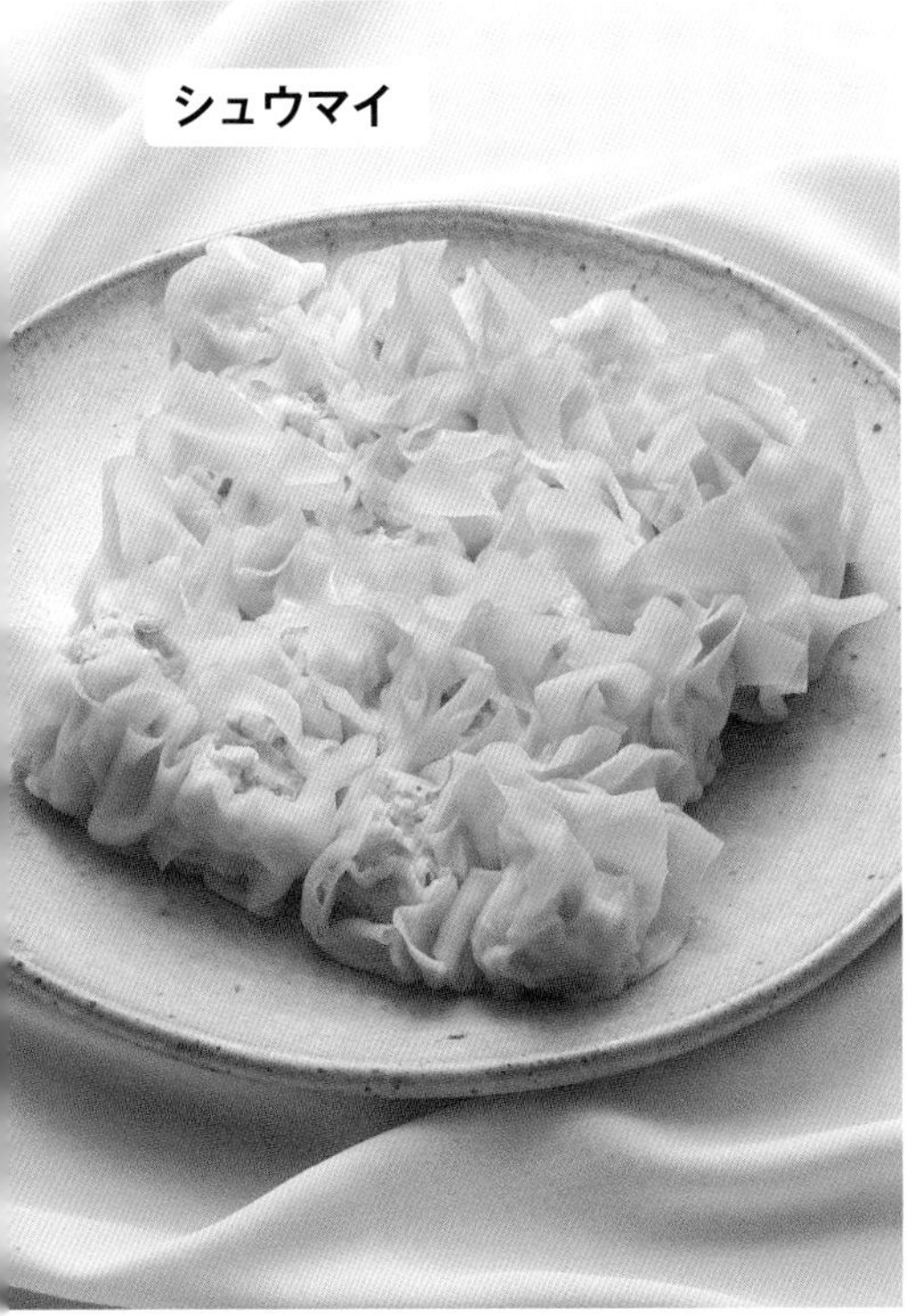
シュウマイ

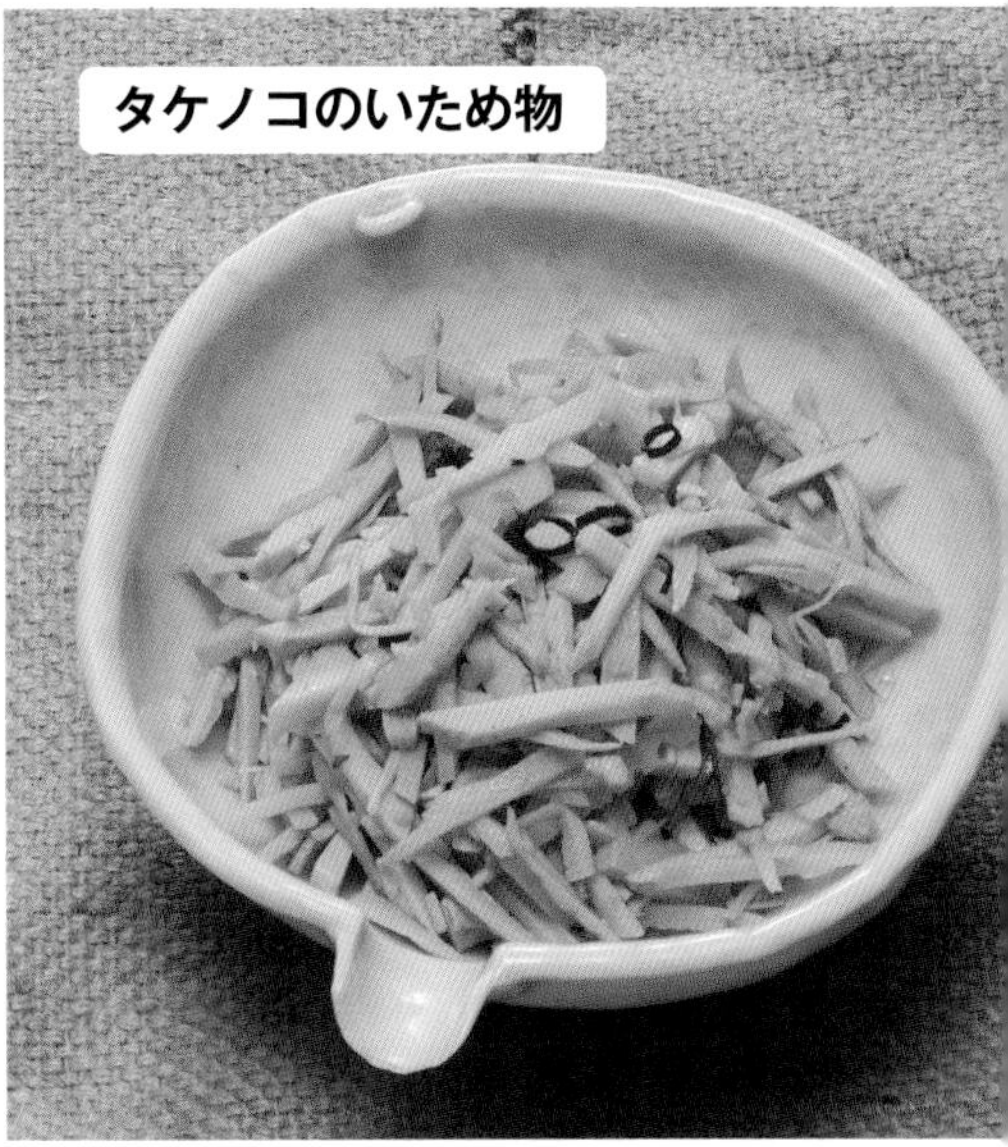
タケノコのいため物

シャキシャキした食感のいため物。スイートチリソースなどをかけて食べる（つくり方 P50）

◀蒸しあがったシュウマイには練りからしソースがおすすめ。食べやすくなる（つくり方 P69）

手づくりだし３種

材料の目安はP36

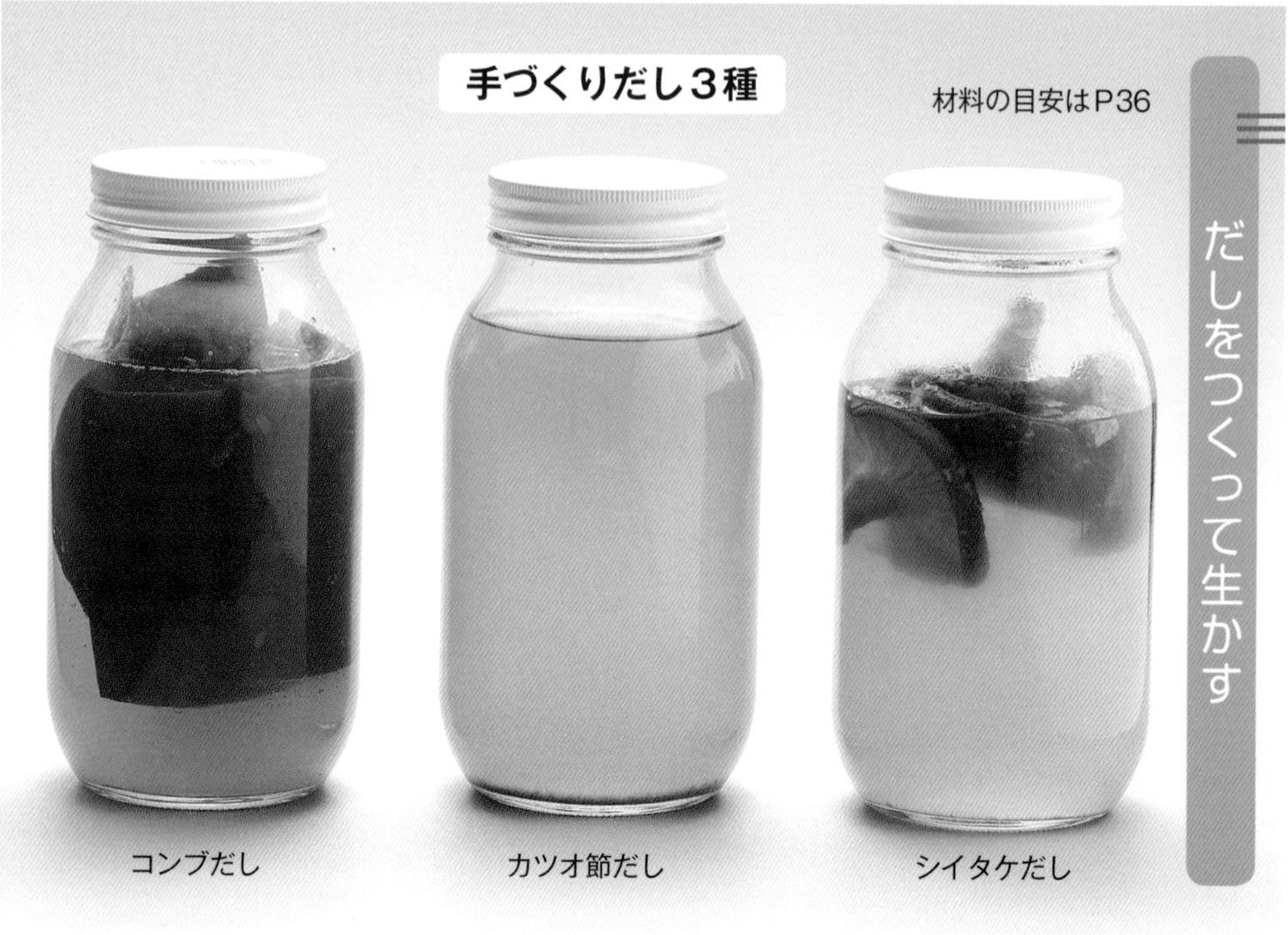

春の野菜スープ

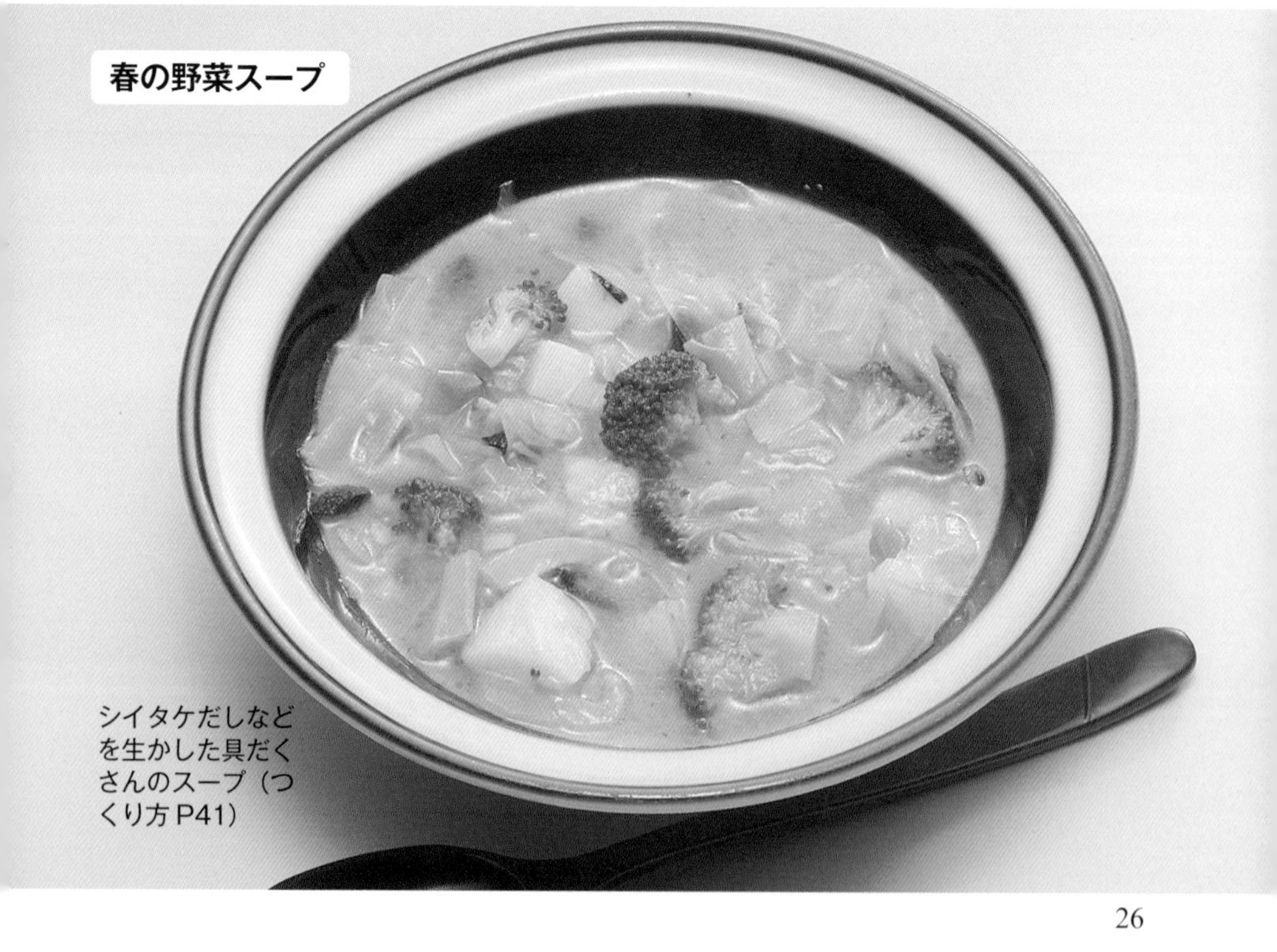

シイタケだしなどを生かした具だくさんのスープ（つくり方P41）

おでん

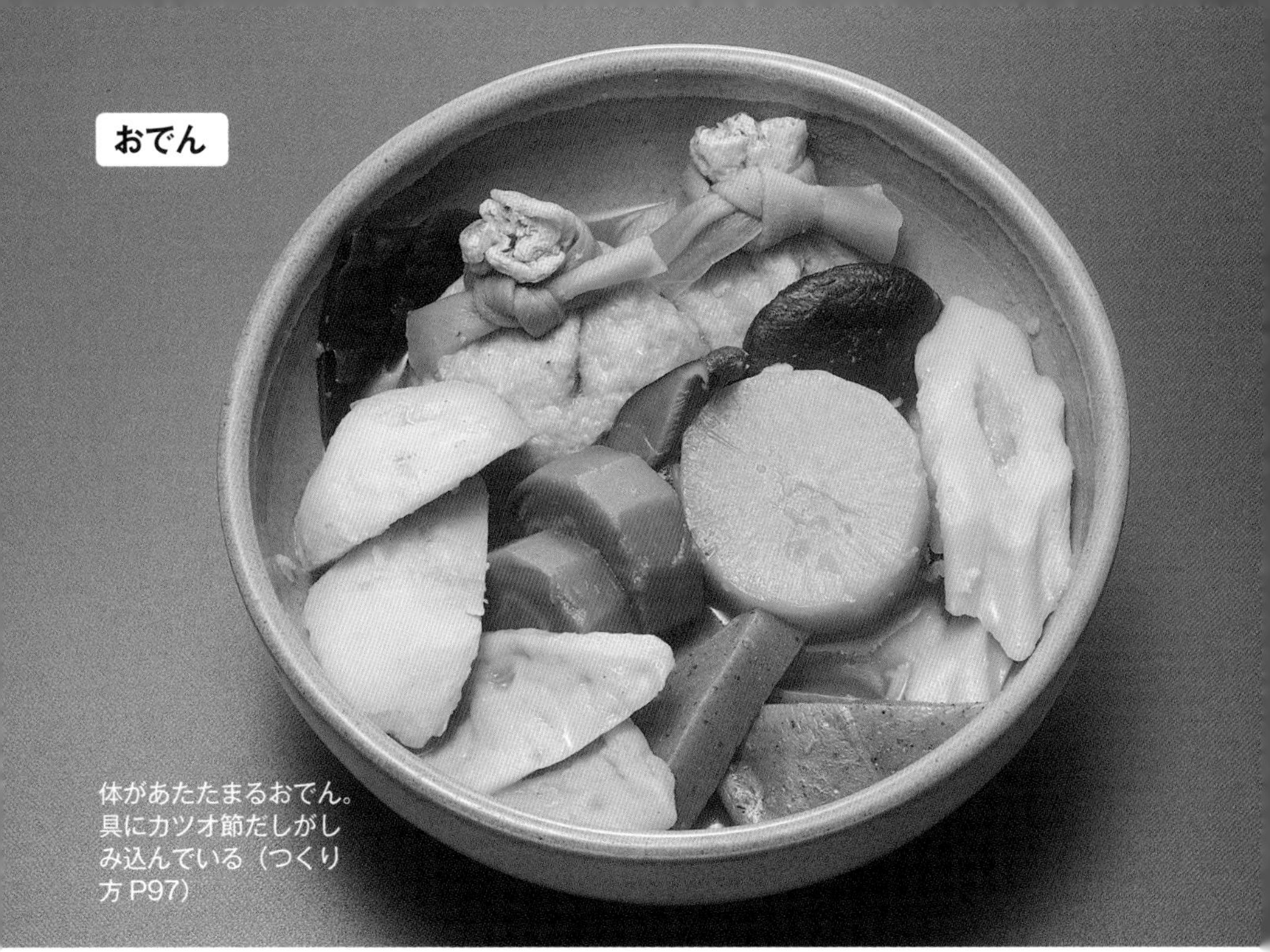

体があたたまるおでん。具にカツオ節だしがしみ込んでいる（つくり方 P97）

コンブと厚揚げの煮物

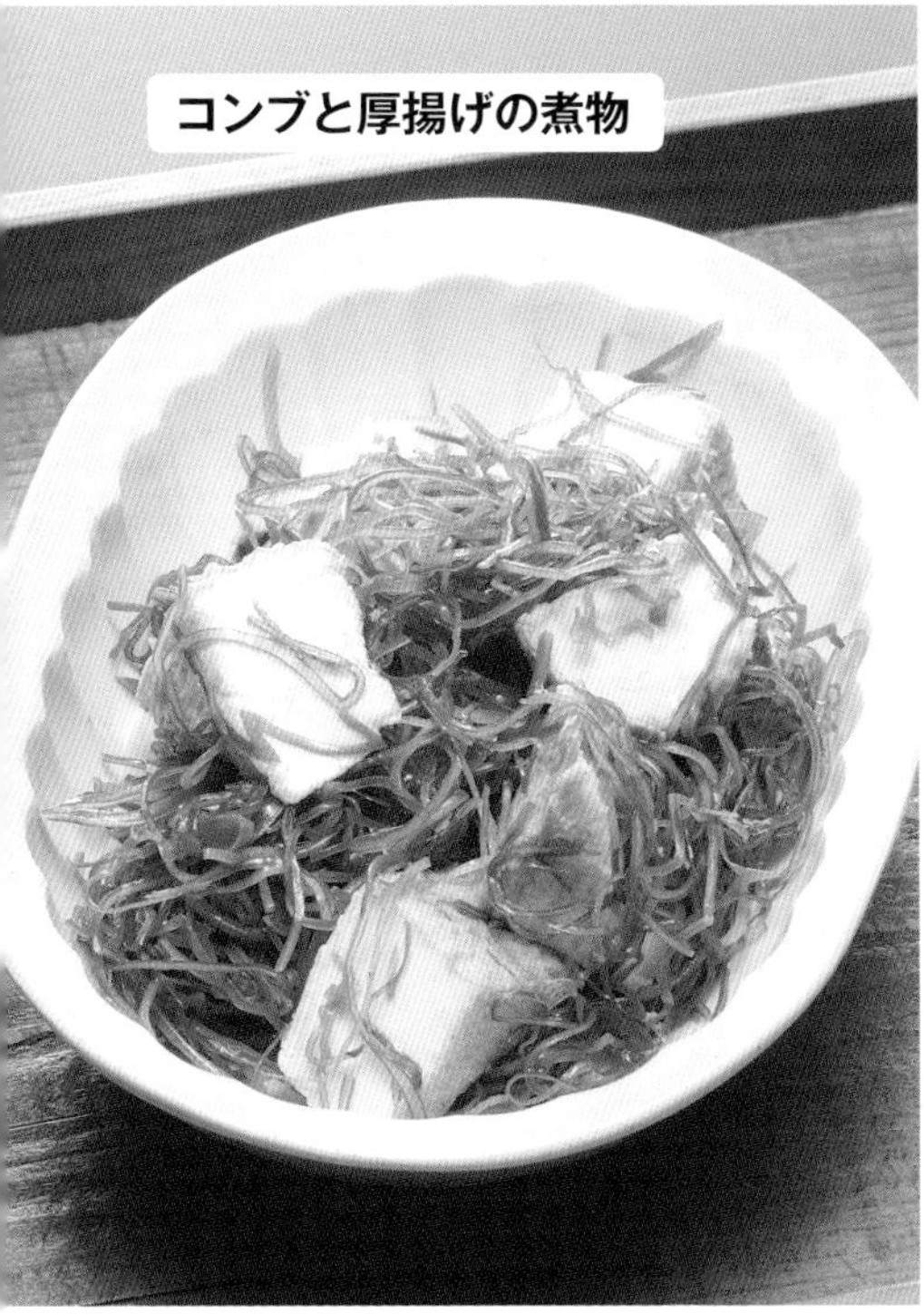

キノコの煮物

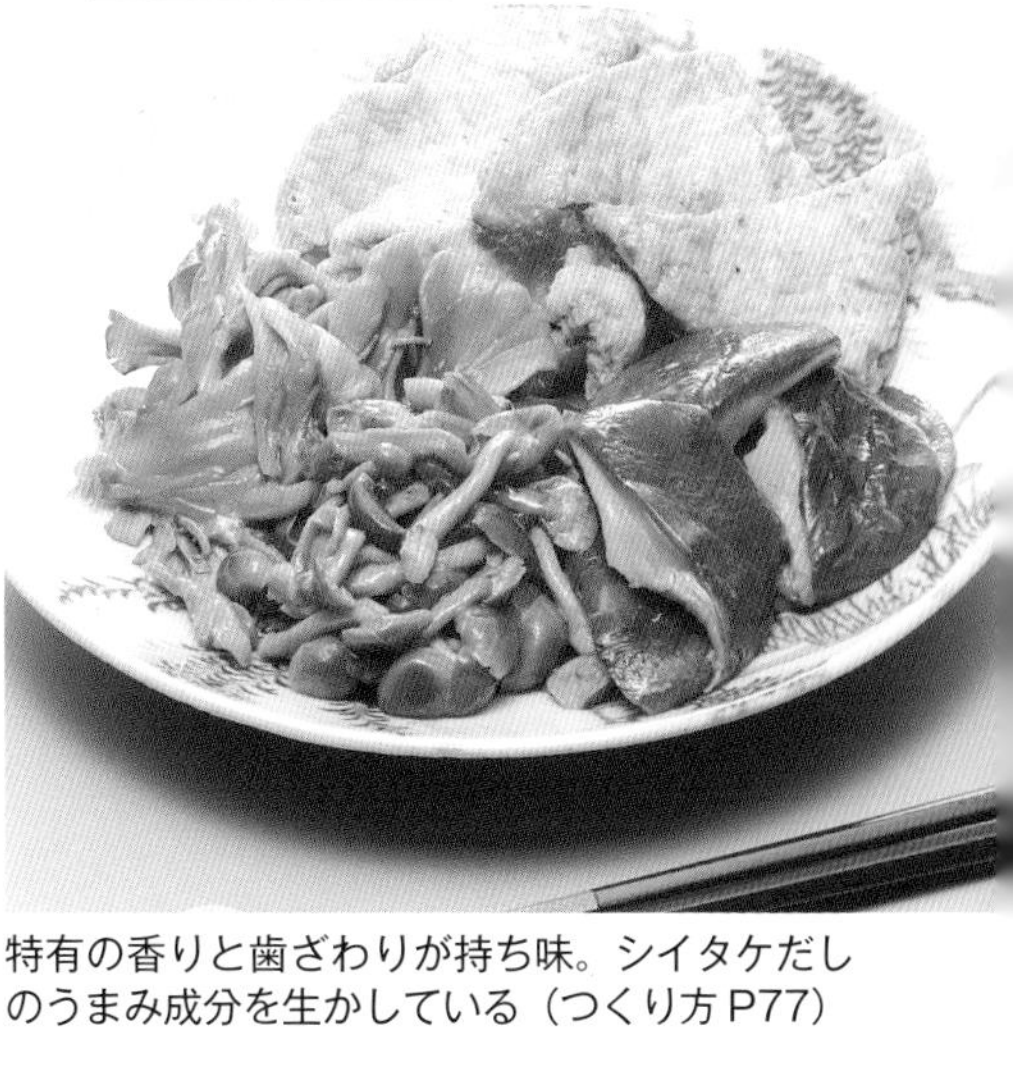

特有の香りと歯ざわりが持ち味。シイタケだしのうまみ成分を生かしている（つくり方 P77）

◀シイタケとコンブだしで味つけ。もう一品のおかずとして重宝（つくり方 P65）

自然の甘みを生かす

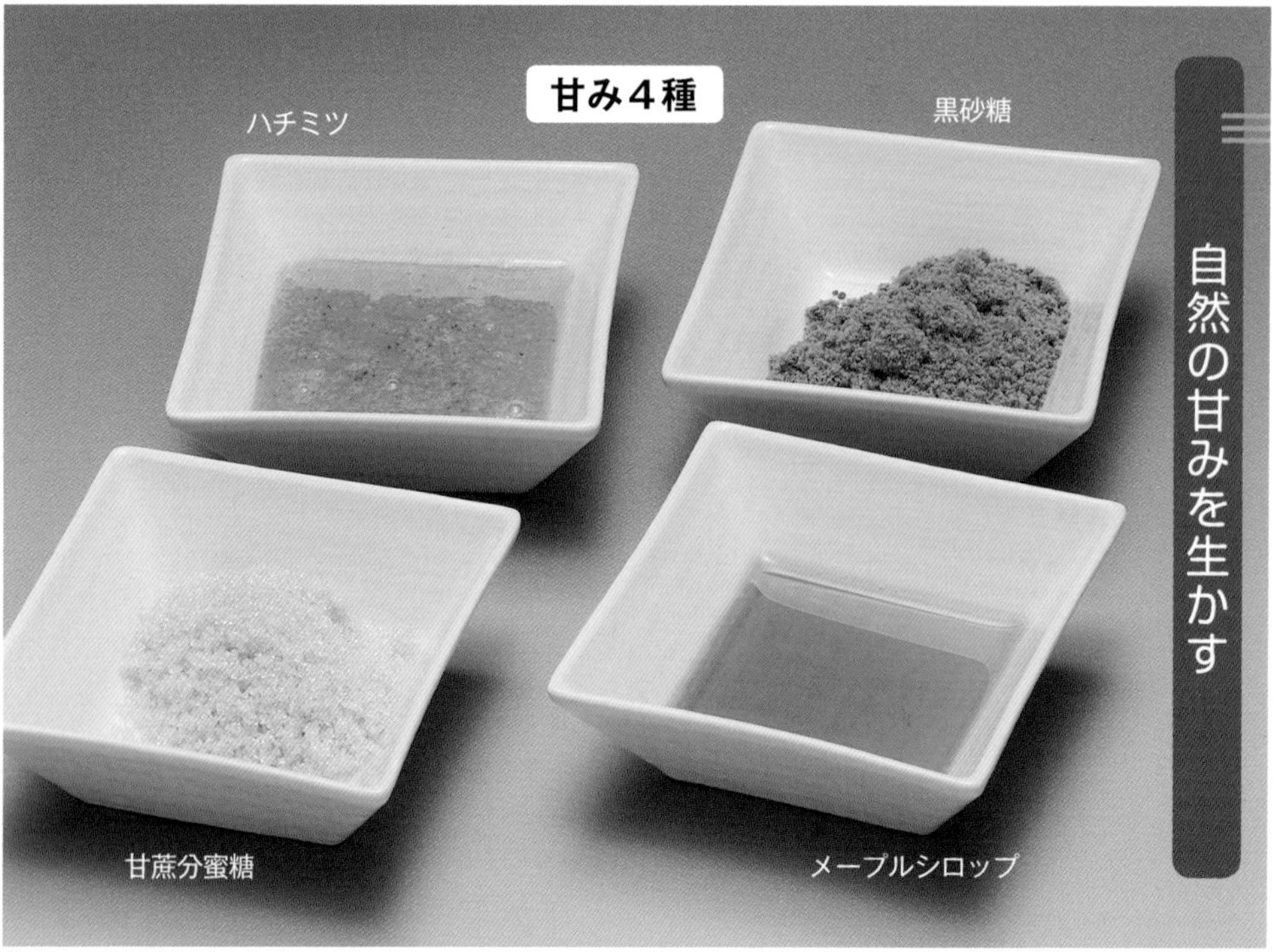
甘み4種
ハチミツ
黒砂糖
甘蔗分蜜糖
メープルシロップ

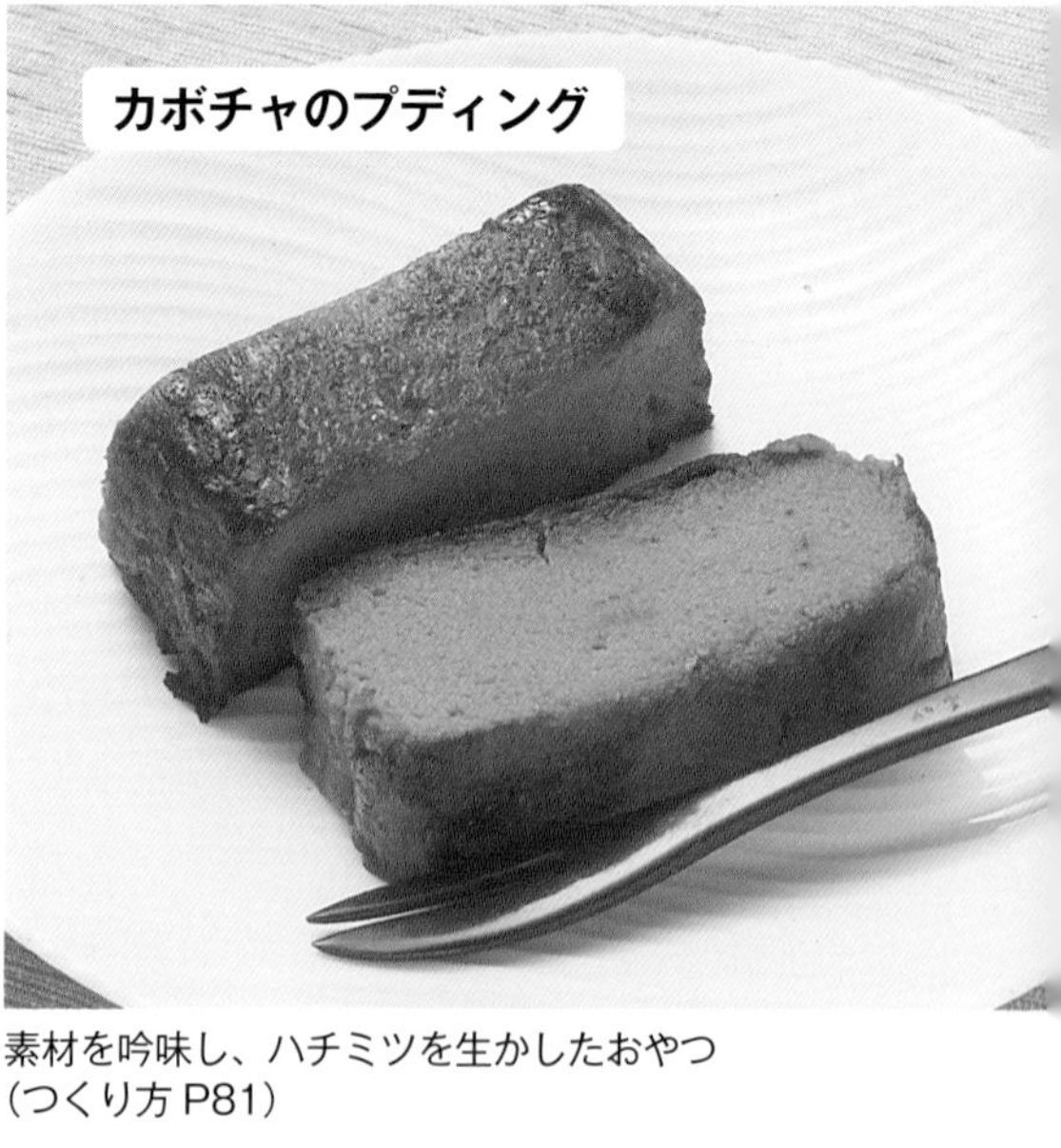
カボチャのプディング

素材を吟味し、ハチミツを生かしたおやつ
（つくり方 P81）

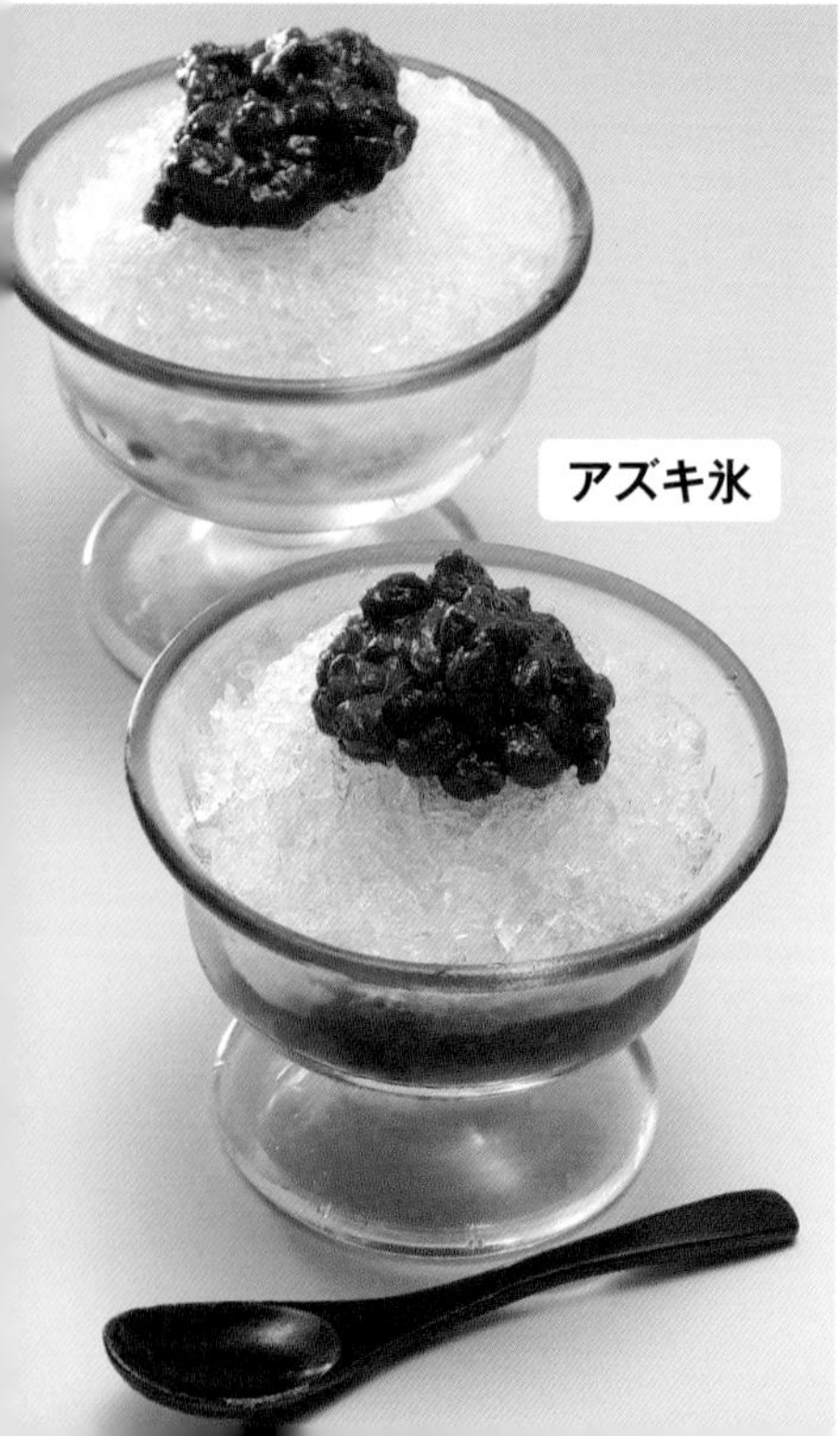
アズキ氷

◀黒砂糖で煮たアズキをかき氷にのせる
（つくり方 P70）

手づくり調味料で無塩を乗りきるために

夫に、食事療法は向かないと思っていました。玄米食を始めたときも「おれは馬や牛じゃない」と言われたし、甲田療法の青汁やニンジンジュースもすぐに「おれは飲まないぞ」でした。食事療法というのは、星野仁彦先生や甲田光雄先生のように、本人がやりたい人にしかできません。

生前、母が糖尿病になり、食事療法で治したいからとわが家で数か月過ごしましたが、「食べて、食べて」と言うのは簡単ですが、反対に食べたい人に「朝に食べて昼も夜も食べるのだから、おやつの煎餅は多すぎる」などと言うのは、喜ばれないのです。毎日三食のことですから大変でした。母だからまだよかった。これが義母だったら鬼嫁と思われるに決まっている。到底無理だったと思いました。

ところが、どっこい、夫はがんと言われ、即座に「食事療法をする」と言い出しました。私は反対しました。「もう若くない、先が見えているし、あれもだめ。これもだめなんて、いやでしょう。食べたいものを食べたほうがいい」。やりたがらない人につきあう気力、体力もなかったのです。

夫は、自分でつくりはじめました。ニンジンジュースをつくり、また皿にイモや野菜、キノコを並べて電子レンジでチンした温野菜を「おいしい、こんな旨いものが世の中にあるのか」などと言うようになりました。まるで別人のようでした。

こうなれば、応援しないわけにはいきません。みそ汁を飲めないので、スープを工夫し、漬け物を食べないので、漬け物らしいものをつくりました。また料理に味をつける前のものを夫に用意するのですが、飽きないように、またおいしく食べられるようにと、ソース、ドレッシングを工夫してみました。

こうしたソース、ドレッシングがあると、毎日同じ野菜の盛り合わせが、また別の味として食べられます。野菜サラダも、市販のドレッシングが使えませんから、どうしてもなにかかけるものが必要です。使えるバルサミコ酢やオリーブ油などを基本に、いろいろつくって食べてもらいました。

夫は２０１６年11月に「がんの疑い」と言われ、星野式ゲルソン食事療法・無塩食を始めたわけですが、検査のたびに一喜一憂してきました。３年がたち、血圧も安定し、前立腺がんの数値が０・４４と激減してきて、家族や支えてくださった方々も皆ほっとしているところです。

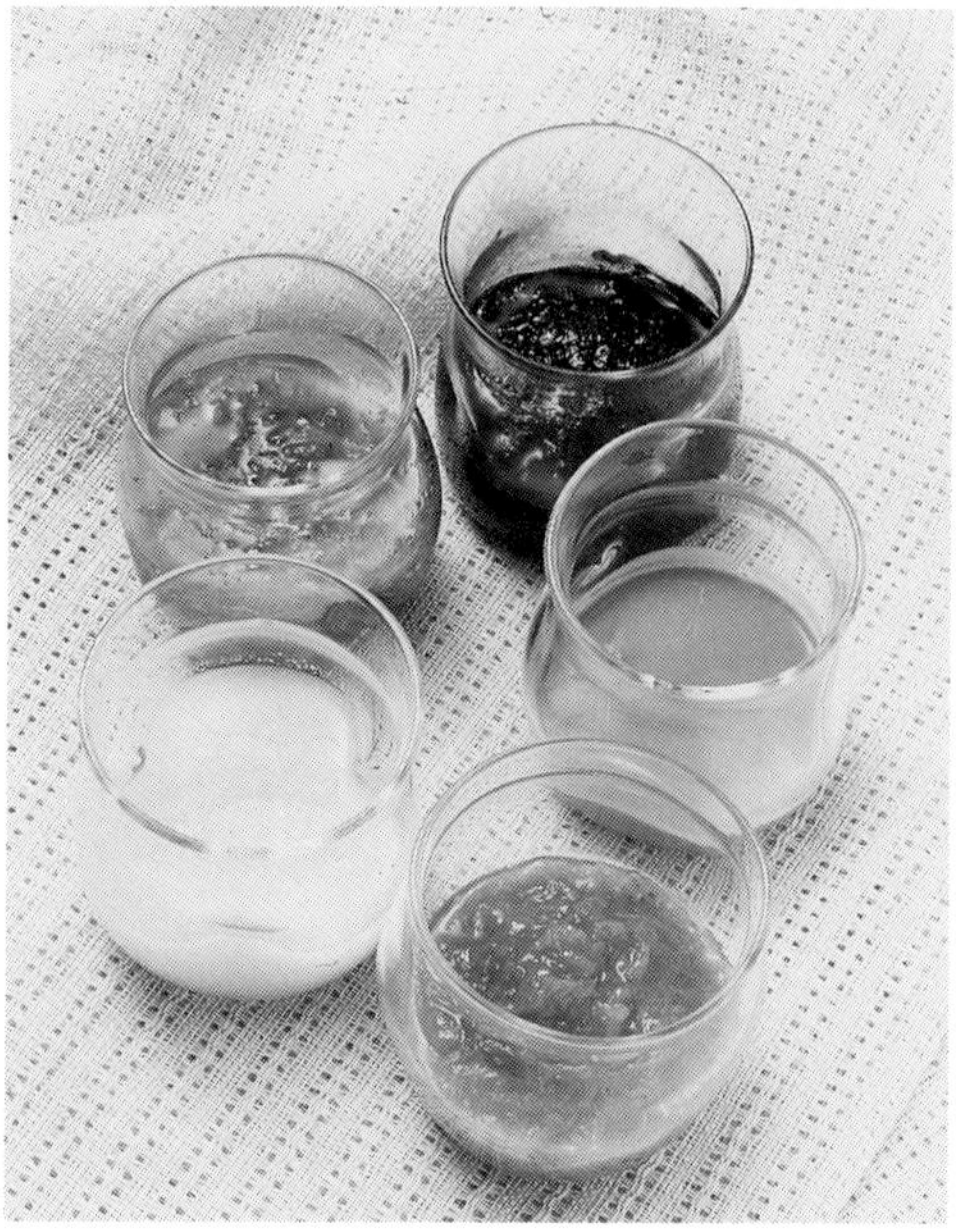
手づくりソースいろいろ

最近は無塩をゆるめて、すしや刺し身も減塩しょうゆを使って食べたりしていますが、以前のようにたっぷりと皿にたらすのではなく、ほんの少量と気をつけているようです。大好きなそばも、少量のつゆにしています。

やはり、みそ・しょうゆはおいしいですよね。ソース、ドレッシングも、ゴマ、シイタケ粉、コンブ粉にバルサミコ酢とハチミツを加えたものを自分でつくり、それを主として使うようになっています。食卓の味も、「これしょっぱい」と言うようになり、家族皆が気をつけるようになりました。夫が自力でがんに立ち向かったことが、なによりもうれしく、また勝因と思っています。

ドレッシングのつくり方

塩なし、砂糖（精製糖など）なしのおいしい手づくりドレッシングのつくり方を紹介します。

基本の材料は、米酢、ワインビネガーなどの酢、エゴマ油、シソ油、亜麻仁油、ゴマ油、オリーブ油などのオイル、そしてハチミツ、香辛料です。分量は日安です。

野菜ドレッシング

つくり方

タマネギみじん切り30g、パプリカまたは赤ピーマンみじん切り20g、ピーマンみじん切り20g、おろしニンニク1かけ分、酢大さじ1、オリーブ油大さじ1、ハチミツ大さじ1、コショウ少々を合わせる。

シイタケとコンブのドレッシング

つくり方

シイタケ粉小さじ1／2、コンブ粉　小さじ1／2、ワインビネガー大さじ1、オリーブ油大さじ1、ハチミツ小さじ1を合わせる。

ゴマドレッシング

つくり方

黒すりゴマ大さじ1、ワインビネガー大さじ1、オリーブ油大さじ1、ハチミツ小さじ1～2を合わせる。

ニンニクドレッシング

つくり方

米酢1／3カップ、リンゴすりおろし1／2個分、おろしニンニク1かけ分、黒砂糖小さじ1を合わせる。

青ジソドレッシング

つくり方

青ジソみじん切り3枚分、酢大さじ1、オリーブ油大さじ2、ハチミツ大さじ1を合わせる。

ダイコンおろしドレッシング

つくり方

ダイコンおろし50g、根ショウガ

すりおろし1かけ分、ワインビネガー大さじ1、黒砂糖小さじ1を合わせる。

リンゴドレッシング

つくり方

リンゴすりおろし1／4個分、酢大さじ1、オリーブ油大さじ1、ハチミツ大さじ1を合わせる。

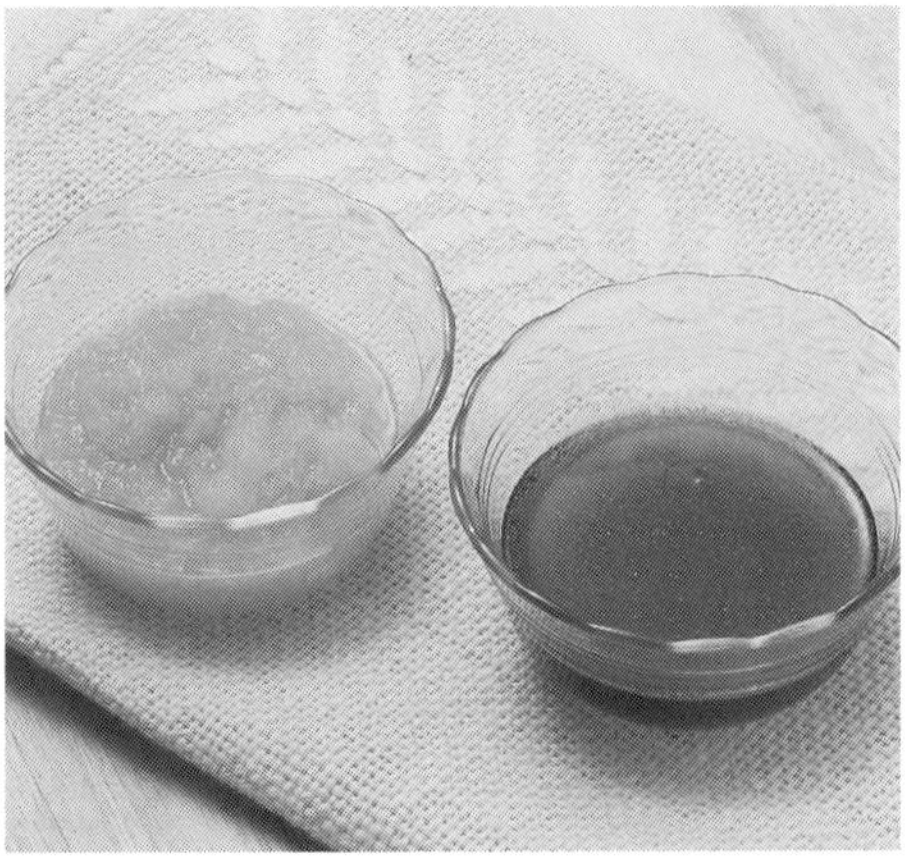

リンゴ（左）とエゴマのドレッシング

タマネギドレッシング

つくり方

タマネギみじん切り50g、みりん大さじ1、酢大さじ1、オリーブ油大さじ1、ハチミツ大さじ1を合わせる。

エゴマドレッシング

つくり方

酢大さじ2、エゴマ油小さじ1、ハチミツ小さじ1を合わせる。

ハーブ・レモンドレッシング

つくり方

ハーブ少々、レモン搾り汁小さじ2、黒砂糖小さじ1、タマネギすりおろし1／4個分を合わせる。

トマトドレッシング

つくり方

トマトみじん切り（またはトマト缶詰）50g、おろしニンニク1かけ分、酢大さじ1、オリーブ油大さじ1、ハチミツ大さじ1を合わせる。

きな粉ドレッシング

つくり方

タマネギ1個、きな粉（またはゴマ）半カップ、酢1／3カップ、エゴマ油小さじ1、黒砂糖小さじ1を合わせる。

ソースのつくり方

市販のしょうゆやソースの代わりにかけたり、あえたりすることができる手づくりソースのつくり方を紹介します。

蒸したり焼いたりした野菜はもちろん、季節のサラダやイモ類などにかけて生かし、献立を豊かにしてください。分量は目安です。

ホワイトソース

つくり方

材料はタマネギみじん切り半個、小麦粉大さじ2、オリーブ油大さじ2、豆乳200㎖、コショウ少々。

オリーブ油でタマネギをよくいため、小麦粉を加えていためたため、豆乳を少しずつ加えていき、コショウを加え、クリーム状になるまで混ぜる。好みで、さらに豆乳、または水を加えて、とろみを調節する。

カレーソース

つくり方

ホワイトソース（上記）に、カレー粉小さじ1を加える。

ワサビソース

つくり方

ホワイトソース（上記）に、ワサビ小さじ1を加える。

練りからしソース

つくり方

練りからし大さじ1、カツオ節3g、酢大さじ2を合わせる。

干しブドウとクルミのソース

つくり方

クルミみじん切り30g、干しブドウみじん切り30g、梅ジュース（またはリンゴジュース）大さじ3をすり混ぜる。

パセリソース

つくり方

パセリの葉みじん切り10g、オ

リーブ油大さじ3、ニンニクみじん切り1かけ、ヒマワリの種大さじ1を合わせる。

スイートチリソース

つくり方

材料はニンニクみじん切り1かけ、赤トウガラシ（種を取りみじん切り）1本、酢大さじ2、水大さじ2、砂糖またはハチミツ大さじ1〜2。

砂糖と水を加熱して溶かし、沸騰したらニンニクと赤トウガラシを加え1分煮て、冷まし、酢を加える。

ゴマソース

つくり方

黒ゴマ（または白ゴマ）ペースト大さじ3、酢大さじ1、ハチミツ（または黒砂糖）小さじ1、リンゴジュース（国産のものがよい）少々を合わせる。

きな粉ソース

つくり方

きな粉大さじ4、酢大さじ1、ハチミツ小さじ1を合わせる。

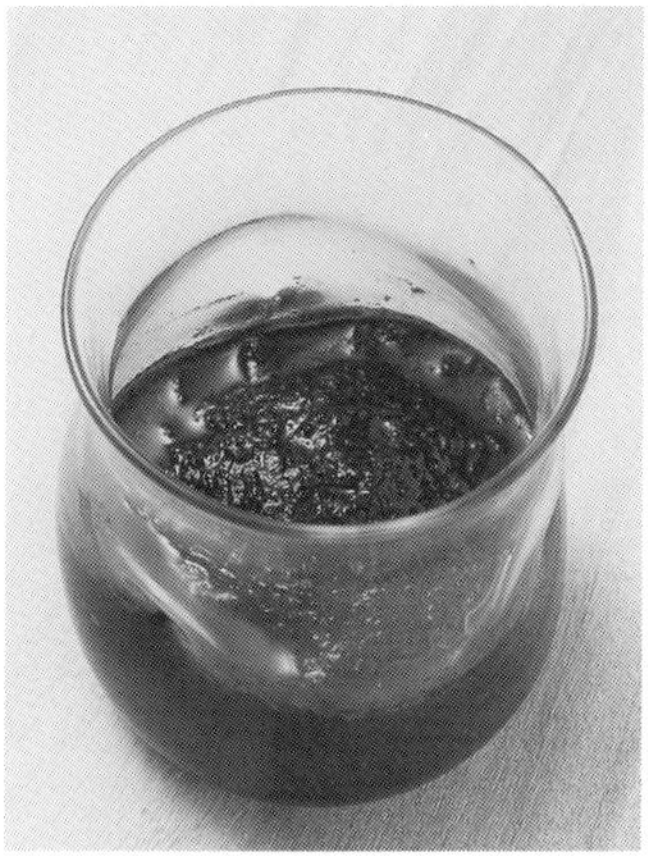

ゴマソース

豆ソース

つくり方

材料は豆スープ1／2カップ（つくり方P59）、酢大さじ1、ハチミツ（または黒砂糖）小さじ1、プルーンまたは干しブドウ大さじ1、ハーブ（セージ、タイムなど）少々。

干しブドウ、プルーンは細かく刻み、豆スープ、酢、ハチミツと混ぜる。

アンズソース

つくり方

材料は乾燥アンズ5〜6個（60g）、リンゴジュース（国産のものがよい）1カップ。

乾燥アンズは水を加えて煮立て、ゆで汁を捨てる。ひたひたの水にひたして、ふやかす。リンゴジュースを加え、弱火でやわらかくなるまで煮る。ミキサーでドロドロのソースにする。

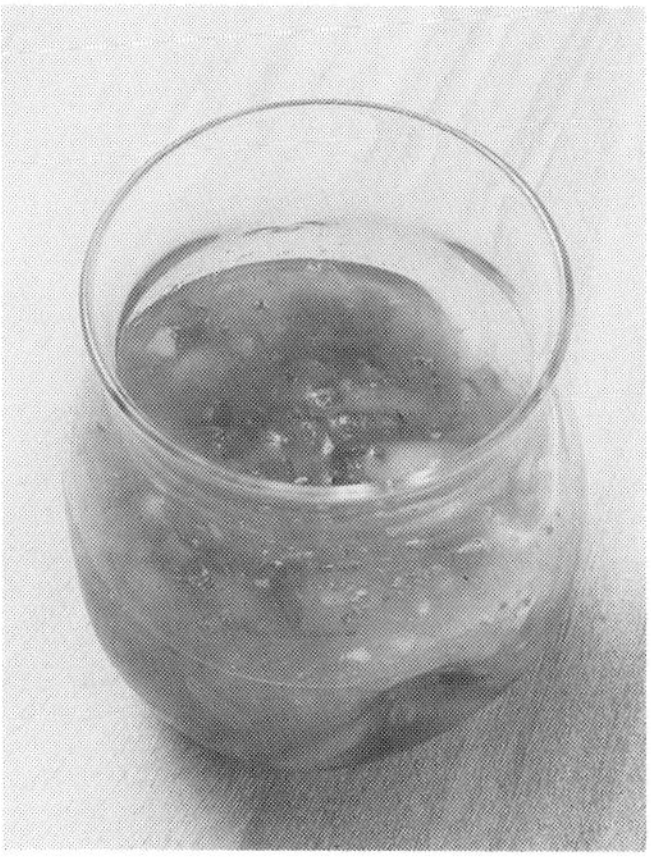
豆ソース

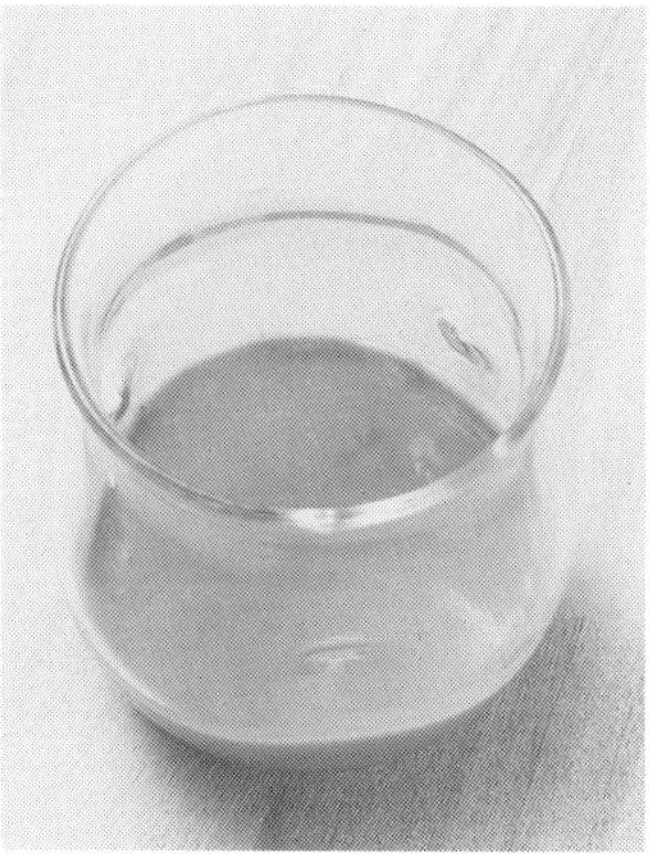
きな粉ソース

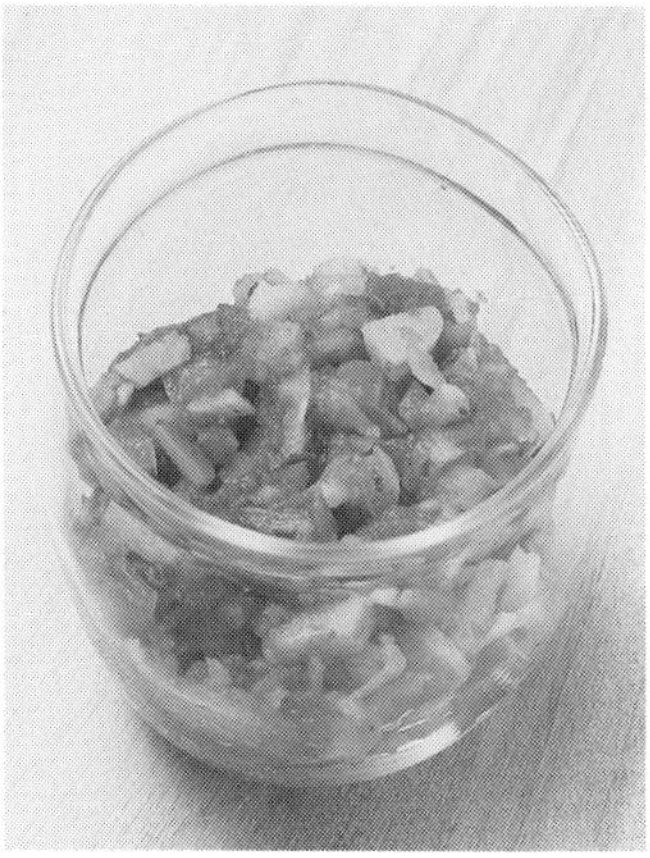
トマトソース

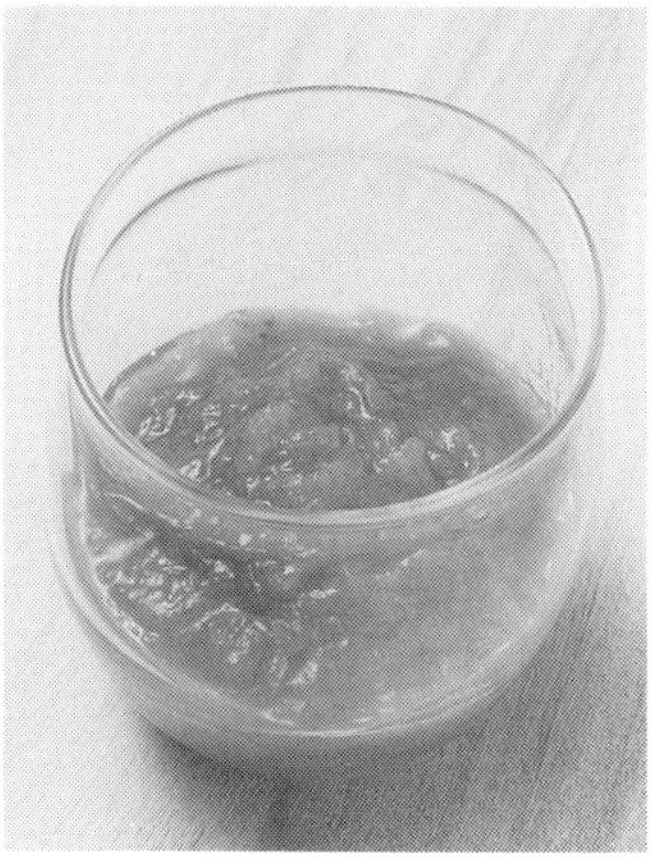
アンズソース

トマトソース

つくり方

材料はトマト3個、タマネギ2個、ジャガイモ1個、ピーマン2個、セロリ1本、ニンニク1かけ、タイム、セージ各少々。

トマト、タマネギ、ジャガイモ、ピーマン、セロリは小さい乱切りにし、ニンニクは刻む。弱火で水を入れないで1時間煮込み、タイム、セージを加える。

野菜ソース

つくり方

野菜スープ1／2カップ（つくり方P41）、酢小さじ1、リンゴジュース（国産のものがよい）大さじ1を合わせる。

だしのとり方

カツオ節やコンブ、干しシイタケを水に浸しておくだけで、風味豊かなだしができあがります。ガラス瓶や密閉容器に入れ、冷蔵庫に常備しておくと、汁物、煮物づくりのときに重宝します。

レシピに出てくる「だし汁」は、このなかの好みのだしを使います。だしをとった後のコンブやシイタケは捨てずに、煮物などに利用するとよいでしょう。分量は目安です。

夏などは、再加熱することで保存期間を長くできます。

カツオ節だし

つくり方

材料はカツオ削り節50g、水5カップ。

①鍋に水を煮たたせ、カツオ削り節を入れる。

②弱火で3~5分、あくを取りながら静かに煮だし、火を止めて冷ます。

③網目の細かいざるでこす。強く絞らない。瓶に入れて、冷蔵庫で保存。1週間弱を目安に使う。

コンブだし

つくり方

コンブ1枚(10㎝長さ)と水4カップを瓶に入れ、冷蔵庫で一晩置く。冷蔵庫で保存し、1週間を目安に使う。コンブは3回ほど使える。

シイタケだし

つくり方

干しシイタケ5枚と水4カップを瓶に入れ、冷蔵庫で一晩置く。冷蔵庫で保存し、1週間を目安に使う。

コンブとシイタケのだし

つくり方

コンブ1枚(10㎝長さ)、干しシイタケ5枚、水4カップを瓶に入れ、冷蔵庫で一晩置く。

冷蔵庫で保存し、1週間を目安に使う。

第３章

無塩の養生食①
春・夏のレシピ

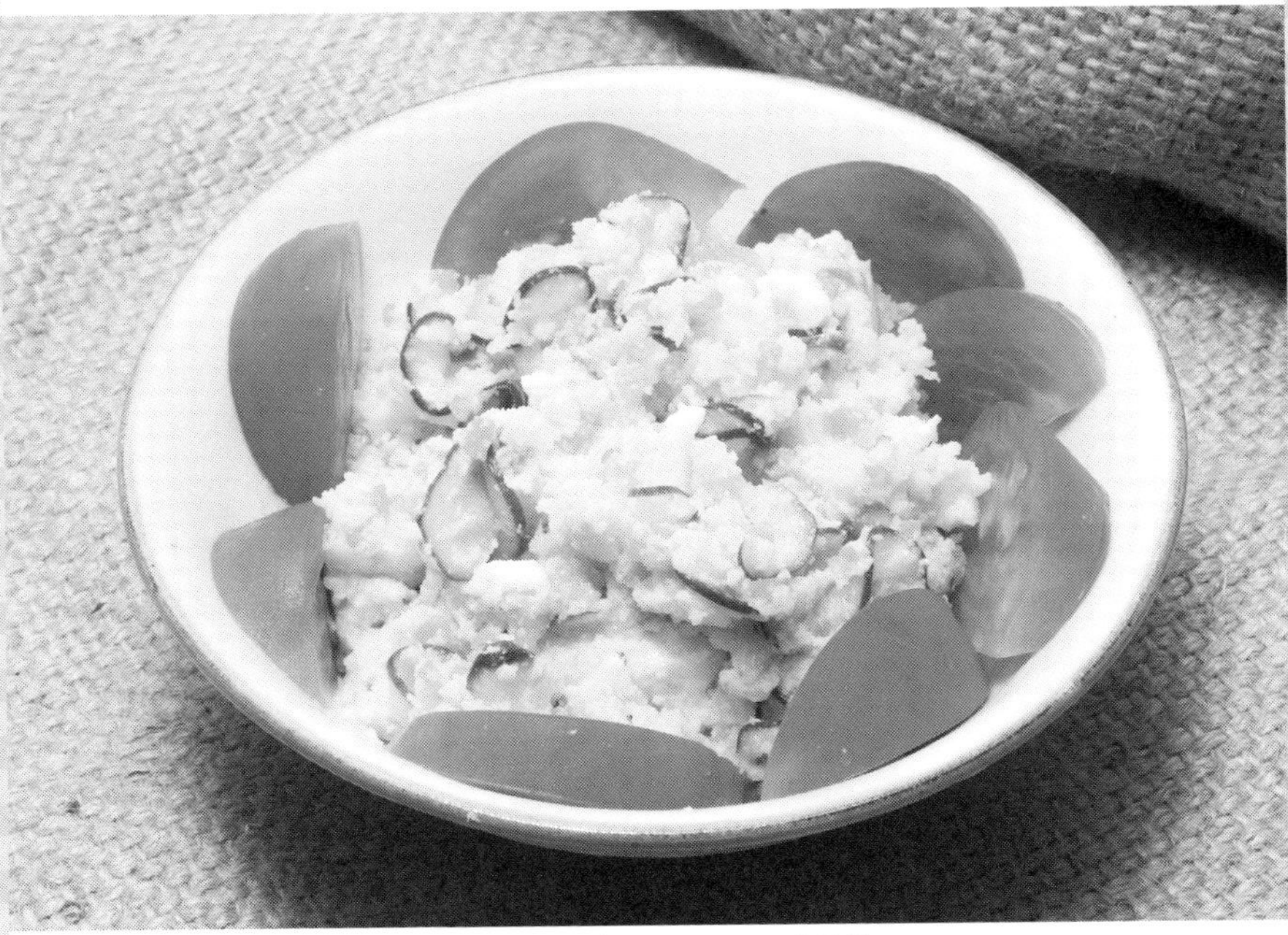

ボリューム感のあるおからサラダ

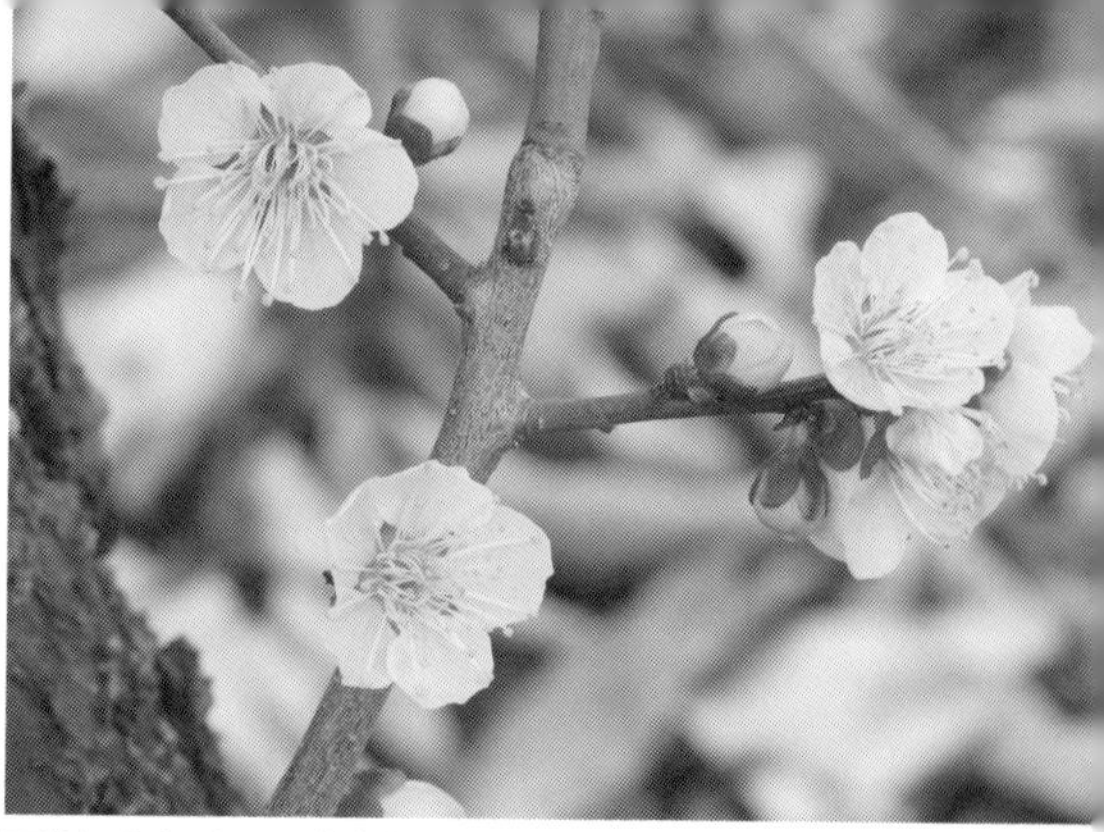
百花にさきがけて咲くウメの花

春　養生食へのいざない

東日本大震災後8年、庭のフキノトウもツクシも食べられない年月が長くありました。もう食べることができる日は来ないと思えたときもありました。でもセシウムを測定して、これなら食べられると思い、採取し、それでも念入りに水につけてよく洗い、酢漬けにして食べたときの感激は、忘れることができません。

やはり、季節のものは特別です。とりわけ春の食材は、苦みや酸っぱみも、待ちに待った体が欲しがっていたもの。体が喜んでいるのがわかります。

◆無塩のコツ

①塩なしでつくり、塩なしの味に慣れるのがいちばんですが、どうしても味が欲しいときには、しょうゆをたらす。

②市販のもの、たとえば、魚など「これは少ししょっぱい」と思ったら、たっぷりのダイコンおろしでナトリウムを消す。しらす干しは、おすすめの食べ物ですが、たっぷりのダイコンおろしで食べる。

③調味料は使わないようにする。味が物足りないときは、コンブとシイタケ、カツオ節のだし汁で、味を加える。

春を届ける 蒸し野菜

畑に、野山に、黄色の菜の花が咲き乱れています。この美しいものが食べられるとは、なんという幸せでしょう。

原発事故があり、わが家はもう畑はしない、ツクシもフキノトウも採らないと決めたときもありましたが、除染が終わり、作物からセシウムが検出されないことがわかり、徐々に再開しています。そして、春になり畑が、コマツナ、ヘラナ、カブレナにも黄色い花が咲き、畑を染めています。

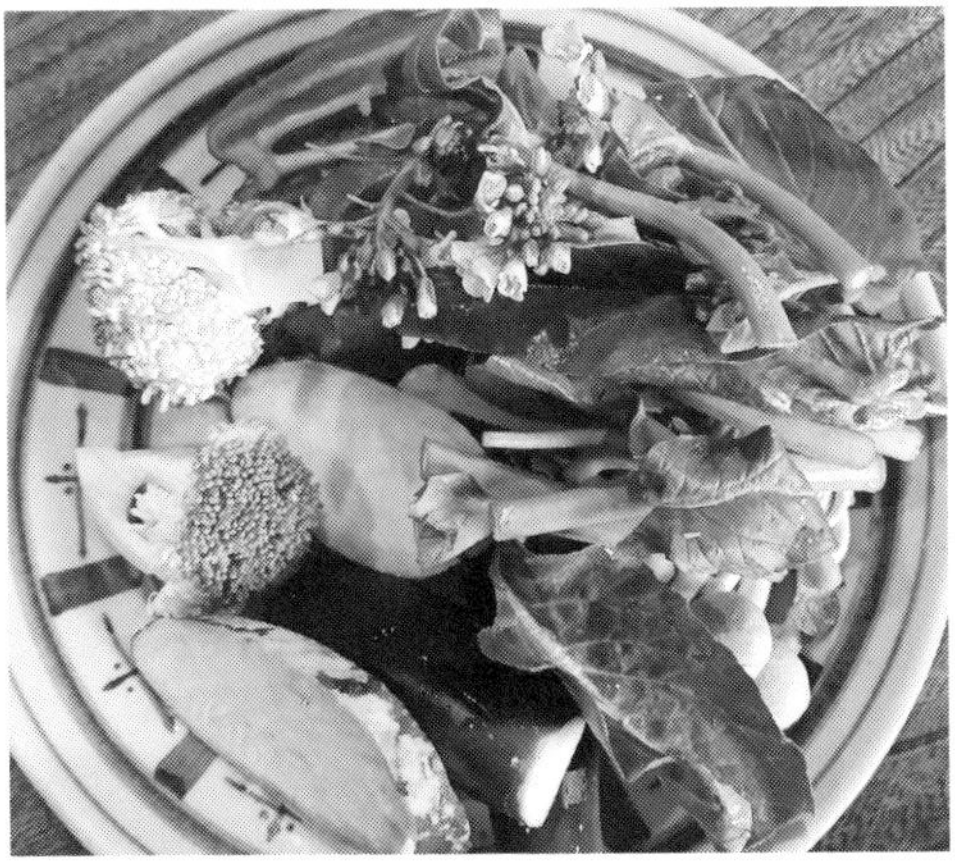

材料

菜の花
キャベツ
ブロッコリー
サツマイモ
ヤマイモなど
……………………………… 各適宜

つくり方

①菜の花、キャベツは食べやすい大きさに切る。
②ブロッコリーは、小房に分ける。
③サツマイモとヤマイモは、１㎝幅に切る。
④材料を皿に盛り、蒸し器に入れて蒸す。あるいは、ラップをかけ、電子レンジ６００Wで12分ほど加熱する。

メモ

無塩に慣れるために、ドレッシング（P22、P31～32）が必要です。何種類か用意し、そのときの素材や気分で使いましょう。

自然の甘み アサツキのあえ物

アサツキは、ユリ科。根には、ラッキョウのような小さな鱗茎があります。アサツキの名は、ネギよりも葉の緑色が浅いことから。野生のものですが、今は栽培されています。

アサツキにはビタミンB_1をはじめB_2、B_6、パントテン酸などがたくさん含まれています。また、がん予防効果のある食材であると位置づけられ、研究されています。

ゆでると辛みや香りが穏やかになり甘みが増すので、古くからさっとゆでて酢みそや甘みそ、ゴマなどを使ったあえ物や、ぬたなどにされ親しまれてきました。また、衣をつけて、てんぷらにするのもおすすめです。

材料

アサツキ	適宜
ハチミツ	小さじ1/2
みりん	小さじ1

つくり方

①アサツキは、沸騰した湯でさっとゆで、ざるにとり、布に包んで水けを取る。

②アサツキを3㎝ほどの長さに切る。

③ハチミツ、みりんを合わせてよく混ぜ、アサツキを加える。

④アサツキを器に盛る。

メモ

みそがなくても自然の甘みでじゅうぶんにおいしくいただけます。

このあえ物に、ワカメ、しらす干しなどを加えても、春らしいメニューになりますね。またアサツキを斜め切りにし、スライスしたニンニクとゴマ油でいため、一味・七味トウガラシをふりかけてもおいしいです。

旨みが詰まった 野菜スープ

野菜スープの煮汁は、それだけでだし汁として使えます。この野菜の旨みがぎっしり詰まった汁を、おいしいと思えるあなたは、無塩の達人です。

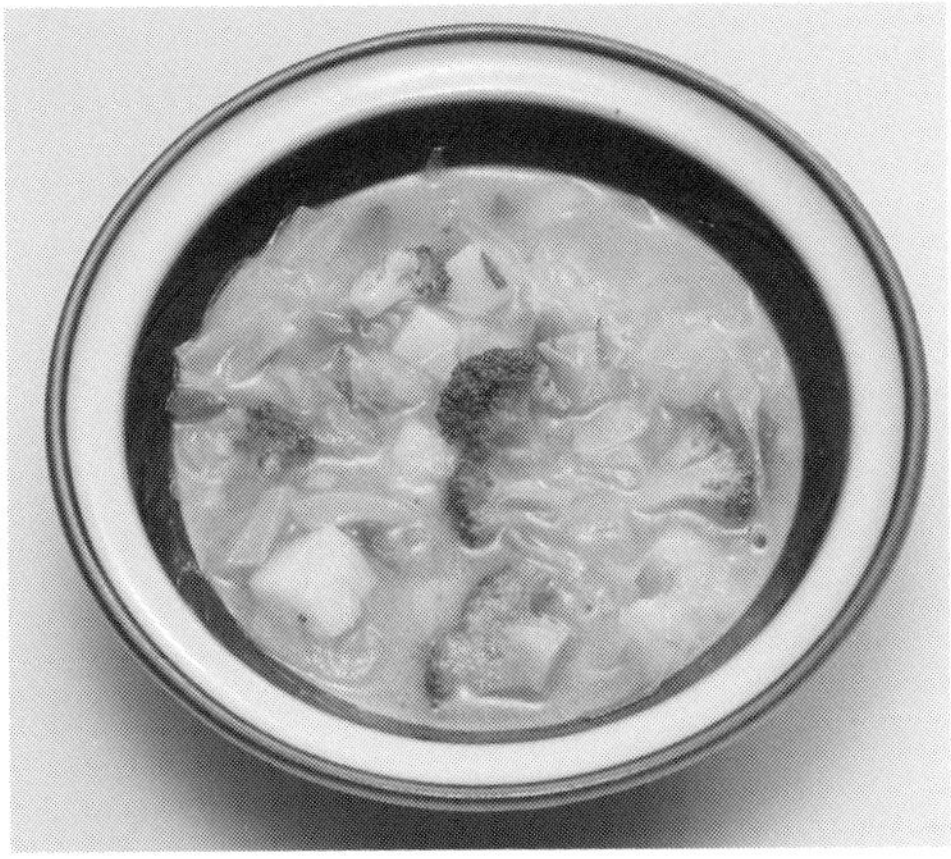

材料（４人分）

春キャベツ	100g
ジャガイモ	200g
タマネギ	100g
パプリカ（赤）	50g
ブロッコリー	60g
ニンニク	１かけ
オリーブ油　大さじ１	
だし汁（つくり方 P36）	３～４カップ
コショウ	適宜

つくり方

①春キャベツはざく切り、ジャガイモとタマネギは１㎝角に切る。パプリカはみじん切りにする。ブロッコリーは小房に切り分ける。ニンニクはみじん切りにする。

②鍋を火にかけ、オリーブ油をたらし、ニンニクをいためる。キャベツ、パプリカを加えていため、だし汁を入れてジャガイモ、ブロッコリーも加えて煮る。

③ジャガイモが崩れるくらいになったら、コショウをふりかける。

メモ

初心者は、無理をせずに、多種類のドレッシング（Ｐ22、Ｐ31～32）やソース（Ｐ24、Ｐ33～35）からお気に入りのものを選び、からめながら食べましょう。

ほろ苦 フキノトウのてんぷら

春を運んでくるのは、フキノトウ。淡い緑色の小さなフキノトウが雪の中から顔を出し、「食べて、食べて」と呼びかけてくると、わが心は春。ほろ苦を食べると、舌といい、鼻といい、体が春になります。

材料（４人分）

フキノトウ……適宜
ウド……1/2本
乾燥アオサ……10g
下仁田ネギ……1/2本
サツマイモ……1/2本
てんぷらの衣
　水……1カップ
　小麦粉……1カップ
ナタネ油……適宜

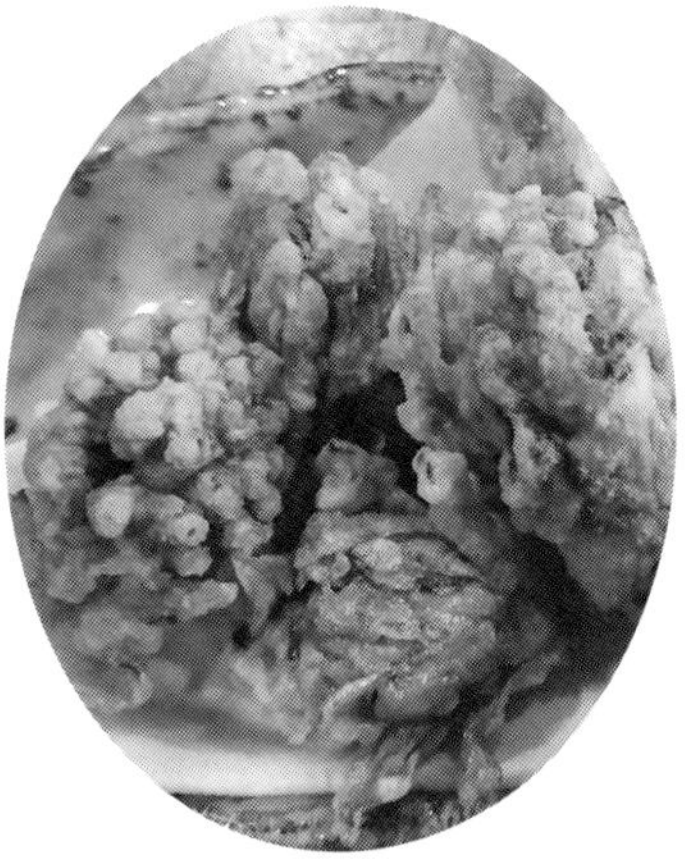

つくり方

①フキノトウ、ウドは水を取り替えて、よく洗い、水けをきる。
②ウドは根元の固い部分を取り除き、皮を取り、頂上部分はそのまま6㎝ほど残し、他は斜め切りにする。
③乾燥アオサはさっと水に浸し、ざるにとる。下仁田ネギは、小口切りにする。
④サツマイモは、7㎜厚さの斜め切りにする。
⑤ボウルに水1カップ、小麦粉1カップを入れて混ぜ、てんぷらの衣をつくる（足りなければ、この分量で追加してつくる）。
⑥ナタネ油を熱し、フキノトウやウド、アオサ、下仁田ネギ、サツマイモに⑤の衣をさっとつけて、からりと揚げる。

メモ

てんぷら粉を使ったことがないので、わかりませんが、ただ小麦粉と水を混ぜたのでは、なんでだめなのと思います。このシンプルな方法なら、どこの国へ行ってもてんぷらができますよ。

味わい深い　玄米アズキがゆ

玄米ごはんは、圧力鍋でないと、どうしてもおいしく炊けないのが玉にきず。でも圧力鍋に慣れれば、豆も簡単に煮れるし、早くできるし、野菜を蒸すのも超早いので、家事がはかどります。でも圧力鍋がない人は、玄米を五分づき米にして、普通の電気釜や、土鍋などで炊いてみてください。

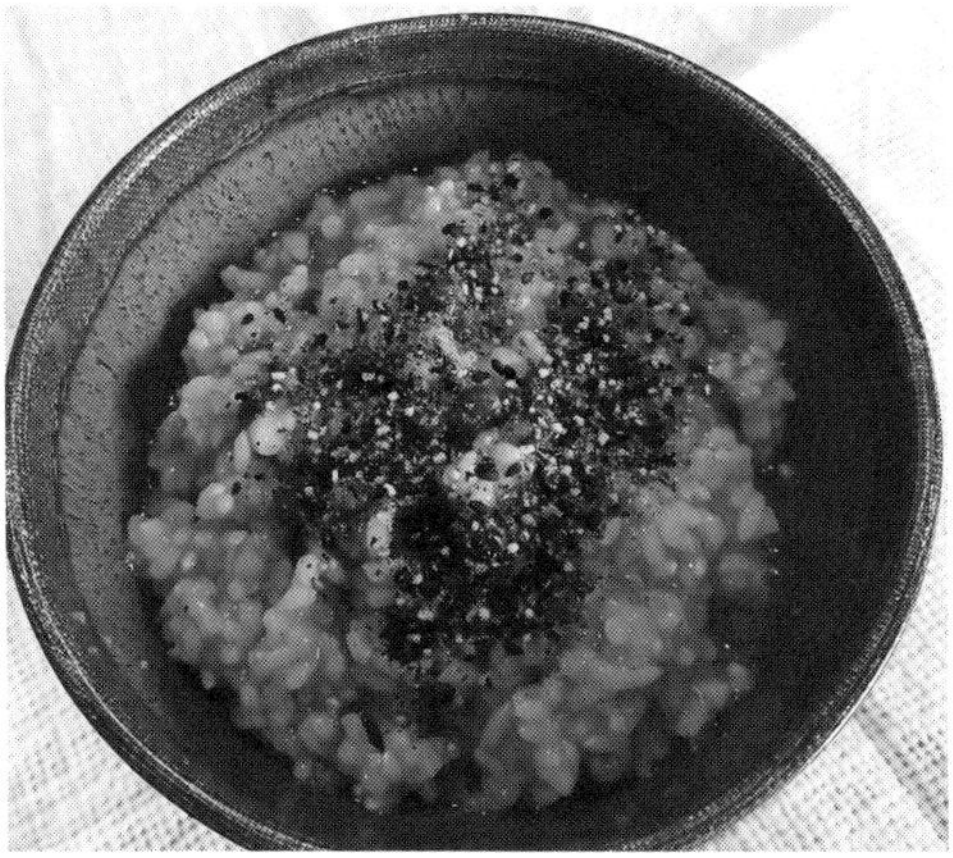

材料（4人分）

玄米	1カップ（180g）
アズキ	18g（玄米の10%を目安に）
水	4カップ
黒すりゴマ	適宜

つくり方

①玄米とアズキを洗い、圧力鍋に入れ、分量の水を加え、一晩つける。

②圧力鍋は、ふたを閉めて強火にかけ、圧力がかかり、シュンシュンとおもりが動き出したら弱火にして25～30分加熱する。

③火を止め、そのまま蒸気が抜けてふたが開けられる状態まで蒸らす。

④器に盛り、そのまま食べてもよいが、すった黒ゴマをふりかけると香ばしくなり、味わい深くなる。

メモ

アズキだけでなく、ダイズや金時豆でもおいしいですね。また、レンコンやヤマイモを入れたかゆも、おすすめです。

調法する フキノトウの甘酢漬け

保存は塩でと決めている世の中に、異議申し立てをしたいです。塩で漬けたら、そのままでは食べられません。塩抜きして、また調理しなければなりません。ところが、甘酢漬けなら、そのまま食べられて、保存もばっちりです。

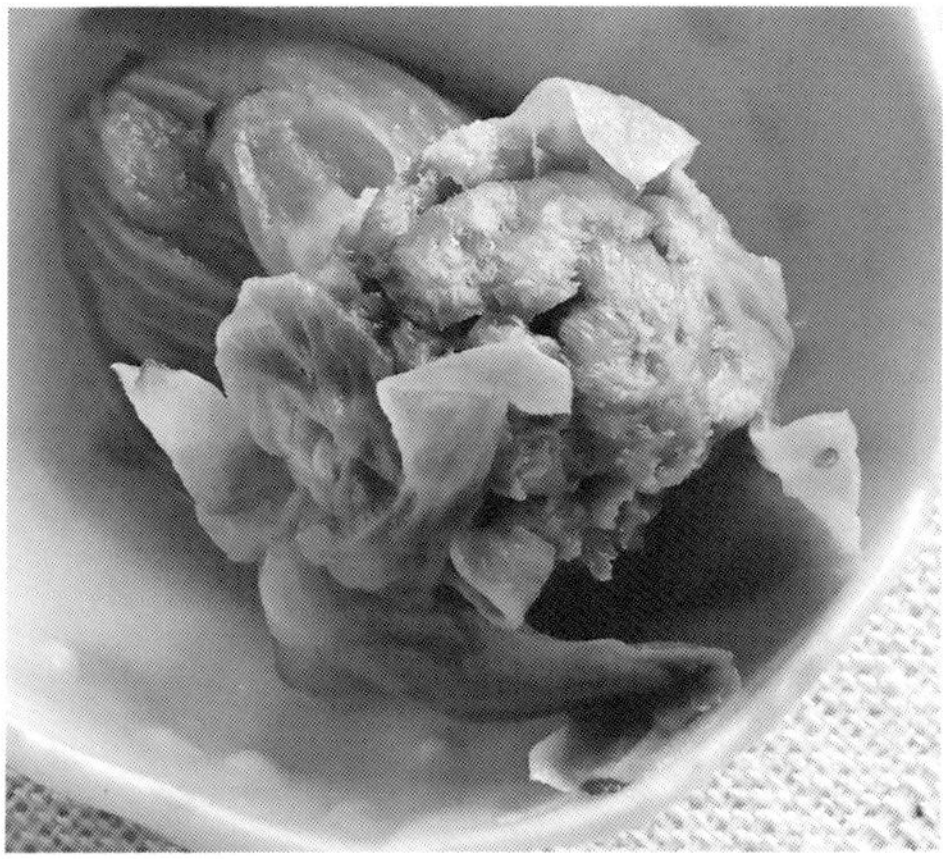

つくり方

①フキノトウは、よく洗い、沸騰した湯でさっとゆでる。
②ゆでたフキノトウは、ざるにとり、布に包んで水けを取る。
③酢と砂糖をよく混ぜて甘酢をつくる。
④瓶にフキノトウを詰め、甘酢をフキノトウが浸るまで加える。このまま冷蔵庫で1か月は保存できる。

材料	
フキノトウ	適宜
甘酢（目安）	
酢	1カップ
砂糖（甘蔗分蜜糖）	100g

メモ

1年以上保存したいときは、熱湯で30分煮たてた瓶に、フキノトウを入れ、そこに沸騰させた甘酢を入れます。ビンをすぐにひっくり返して保存します。

砂糖は、精製されていないサトウキビ原料の甘蔗分蜜糖を使用しています（Ｐ115）。

摘みたて ツクシの甘酢漬け

ツクシが摘めるのは、ほんの1週間あるかないかです。毎年出てくる時期が違うので、毎日見張っていないと、あっという間にほうけてしまいます。出てきたら、小さくても、すぐに摘みます。

そんな必死の思いで摘んでいるのに、待っているときは出てこず、もういいわと思ったら、ごっそり出てくるのだから、へそ曲がりもいいところ。摘んだツクシのハカマを取る作業も、大きさも色も形も、みんな違うツクシを、楽しんでいます。

材料

ツクシ……………………………………適宜
甘酢（目安）
　酢……………………………… 1カップ
　砂糖（甘蔗分蜜糖）……………100g

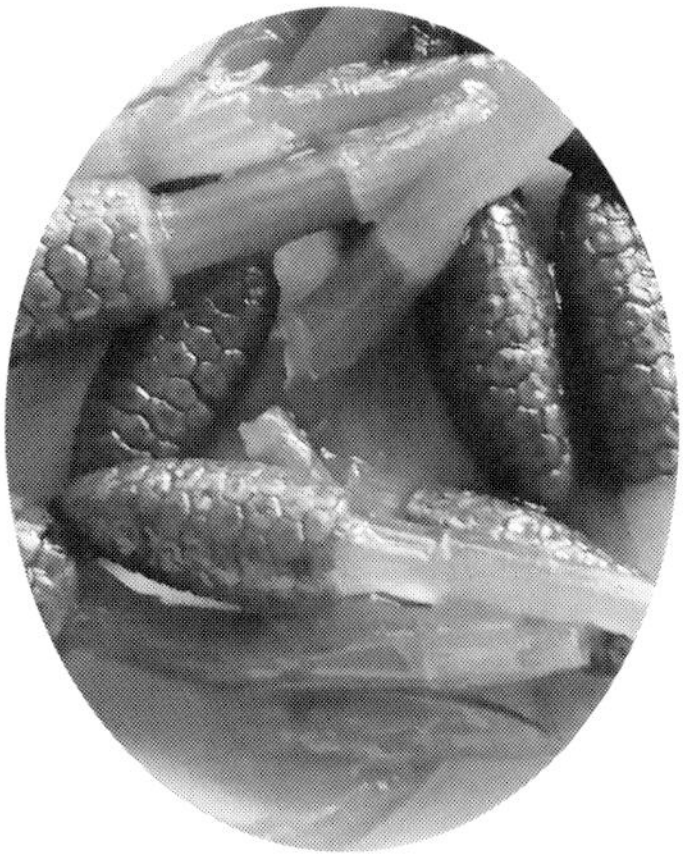

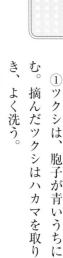

つくり方

①ツクシは、胞子が青いうちに摘む。摘んだツクシはハカマを取り除き、よく洗う。
②沸騰した湯でさっとゆでる。
③ゆでたツクシは、ざるにとり、布に包んで水けを取る。
④酢と砂糖をよく混ぜ、甘酢をつくる。
⑤瓶にツクシを入れ、甘酢を加える。このまま冷蔵庫で1か月は保存できる。

メモ

1年は保存したいというときは、フキノトウの甘酢漬け（P44）を参照。

保存できる　フキの甘酢漬け

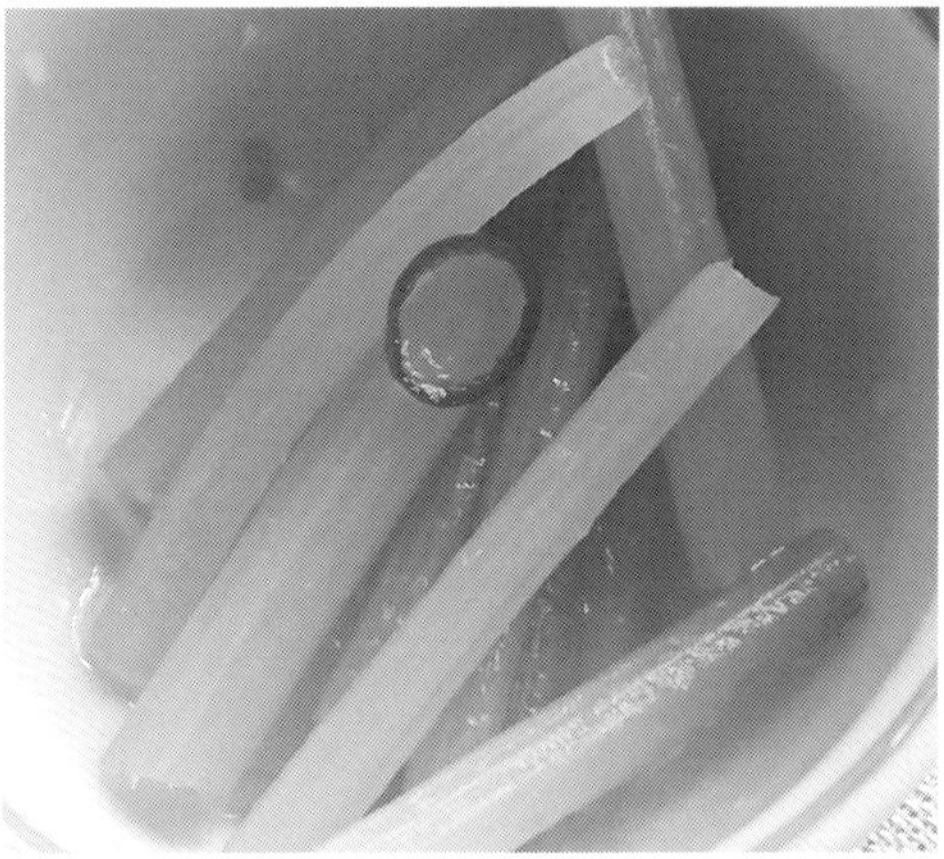

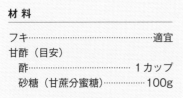

群馬県の雪のないところで育った私にとって、フキノトウやツクシ、フキは、遠い遠いものでした。それらを自分で摘んで食べる日がくるとは、想像もしていませんでした。
でも、初めてフキを採った日の、血の騒ぐ思いは今でも忘れることができません。大昔の、もしかしたら縄文の時代から受け継がれてきた血が騒いだのかもしれないと思うのです。

材料

フキ……適宜
甘酢（目安）
　酢……1カップ
　砂糖（甘蔗分蜜糖）……100g

つくり方

①フキは熱湯で3分ほどゆでて、水にさらし、外皮をむき、3～4㎝長さに切る。
②フキを布に包んで水けを取る。
③酢と砂糖をよく混ぜ、甘酢をつくる。
④瓶にフキを入れ、甘酢を加える。このまま冷蔵庫で1か月は保存できる。

メモ

さらに1年以上保存したいときは、フキノトウの甘酢漬け（P44）を参照。

菜の花と山ウドの酒粕漬け

無塩でいちばん困るのは、漬け物が食べられないこと。糠《ぬか》漬けもやめ、ハクサイも沢庵も漬けませんでした。でも、今までの食習慣からして、なにか欲しいのです。それでいろいろ試して、酒粕にたどりつきました。春を漬けてみました。

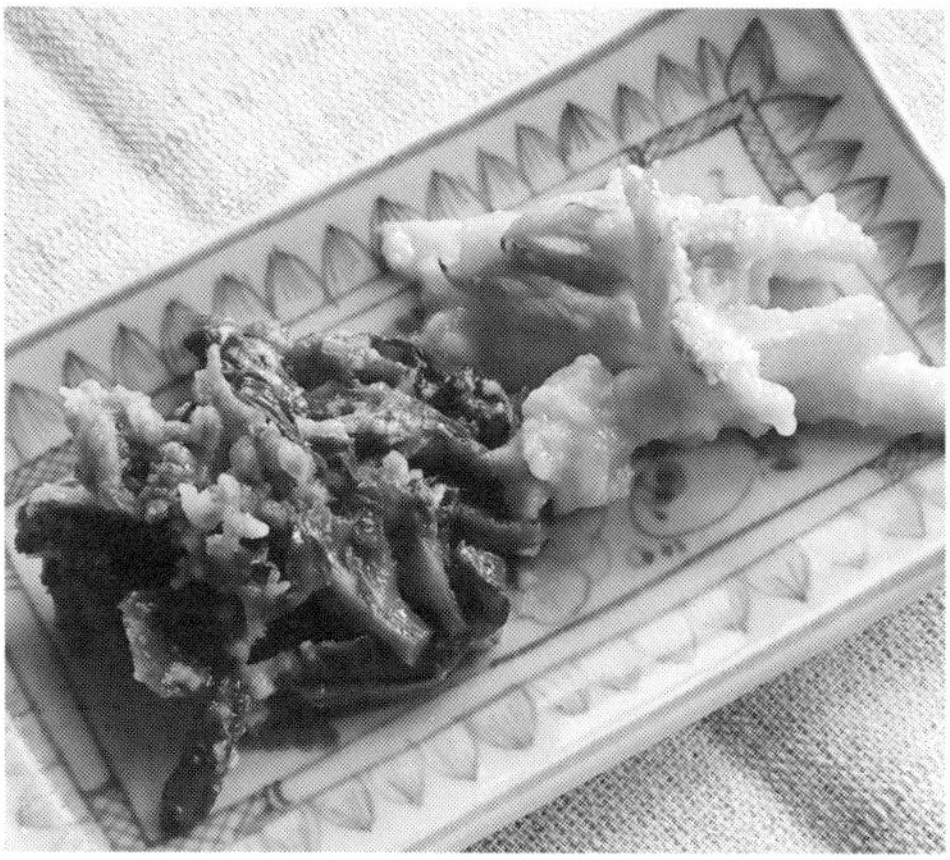

材料

菜の花	１束
山ウド	１本
漬け床	
酒粕	300g
砂糖（甘蔗分蜜糖）	100g
みりん	1/2 カップ

つくり方

①菜の花は、よく洗い、さっとゆでる。

②山ウドは、下側の皮をむき、適当な大きさに切る。

③漬け床をつくる。酒粕は２㎝角くらいに切る。鍋に酒粕、砂糖、みりんを入れ、火にかける。酒粕がやわらかくなり、砂糖とよく混ざれば火を止め、冷ます。

④容器に③の漬け床の３分の１を入れ、①と②の菜の花、山ウドをのせ、その上に残りの漬け床をのせて、いちばん上にクッキングペーパーを置き（水分を吸い取るため）、冷蔵庫に入れる。一晩で食べられる。ほかの野菜、キュウリ、ダイコン、ニンジン、ナスなどを漬けてもよい。

メモ

漬け物というより、あえ物と考えて、ゆでた青菜、フキノトウ、キヌサヤなどをおのおのあえてみたら、これまたおいしく食べられます。

濃い緑のウコギごはん

待ちに待ったウコギの季節。若芽を摘み取り、さっと洗って熱湯をかけ、包丁で叩いて細かく刻んでごはんに混ぜます。濃い緑の色もごちそうのうち。ゆでずに熱湯をさっとかける程度がおすすめです。

材料

ウコギ……………………………適宜
ごはん（炊きたて）………………適宜

　地方によっては、乾燥してお茶にするところもあるようです。私も野草茶に入れています。次々と出てくる若芽を、何度でも摘めるのが、ありがたいです。

つくり方

①ウコギは、よく洗い、ざるに上げて、熱湯をかけ回す。
②①のウコギに塩をふり、しばらく置き、洗い流す。
③炊き立てのごはんに、②のウコギを混ぜる。

メモ

ウコギはウコギ科の落葉低木。原産は中国で高さ2〜2・5m。根皮は脂肪酸を含んで芳香があるので、中国では薬用酒にするそうです。
　また、山形県の米沢地方では、古くから食用を兼ねた垣根として利用されています。
　上杉の知将として天下に知られた「直江兼続《かねつぐ》公」が持ち込み、後の米沢藩九代藩主「上杉鷹山公」がウコギの垣根を奨励したとされています。飢えをしのぐ、救荒作物として奨励したようです。あえ物、おひたし、てんぷらなど、さまざまな料理法で食べます。

風味のよい ワサビ漬け

一味・七味トウガラシには、めっぽう弱くてパパーッとふっただけでくしゃみが出たり、咳き込んだり。でも、ワサビには多分だれよりも強いのです。子どものころから、すしや刺し身に、たっぷりのワサビをきかし、泣きながら食べてきた甲斐があったというものです。

材料

菜の花……1束
塩数の子……200g
漬け物
（ハクサイ漬け、福神漬けなど）
……適宜
漬け床
酒粕……300g
砂糖（甘蔗分蜜糖）……100g
みりん……1/2カップ
ワサビ（チューブ入り生ワサビ）
……100g

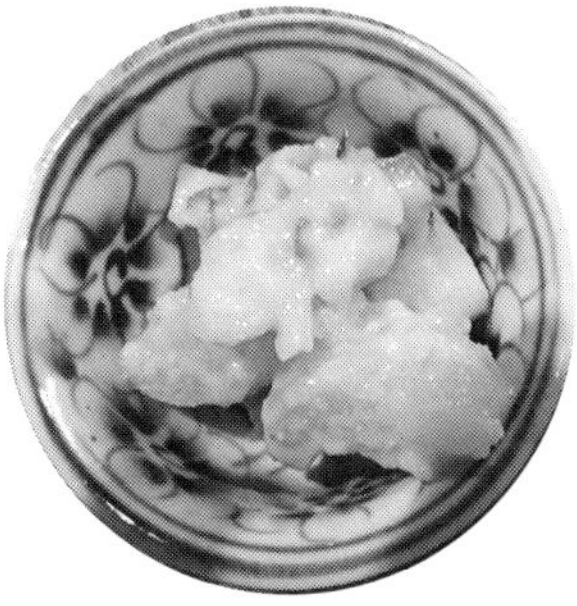

つくり方

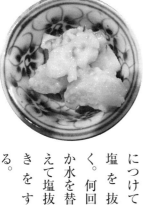

①菜の花は、よく洗い、さっとゆでる。細かく刻み、布で包んで水けをきる。

②塩数の子は食べやすい大きさに切り、水につけて塩を抜く。何回か水を替えて塩抜きをする。

③漬け物は、みじん切りにし、水につけて塩を抜く。水を替えて塩抜きをする。

④塩抜きした数の子と漬け物は、布に包んで水きりをする。

⑤漬け床をつくる。酒粕は2㎝角に切る。鍋に切った酒粕、砂糖、みりんを入れ、火にかける。酒粕がやわらかくなり、砂糖とよく混ざれば火を止める。よく冷ましたら、分量のワサビを加え、よく混ぜる。

⑥⑤の漬け床に、①の刻んだ菜の花、④の数の子、漬け物を加えてよく混ぜる。

メモ

冷蔵庫で保管し、1～2週間は保存できる。酒粕にはけっこう強いアルコール分が入っているので、運転などは要注意。

採れたて タケノコのいため物

あく抜きをしないと食べられないと思われているタケノコですが、採れたてなら、その必要がなく、また淡竹《はちく》のタケノコは、採ってそのまま調理しても、えぐみなどはまったくありません。

裏山で採れるのですから、ありがたい限りですが、年によって採れるときと採れないときがある、気まぐれ、気ままな淡竹です。

材料（4人分）

タケノコ（あく抜き済み）	200g
赤トウガラシ	1本
ニンニク	1かけ
根ショウガ	1かけ
ゴマ油	大さじ1
コショウ	適宜
みりん	大さじ1
黒砂糖	大さじ1

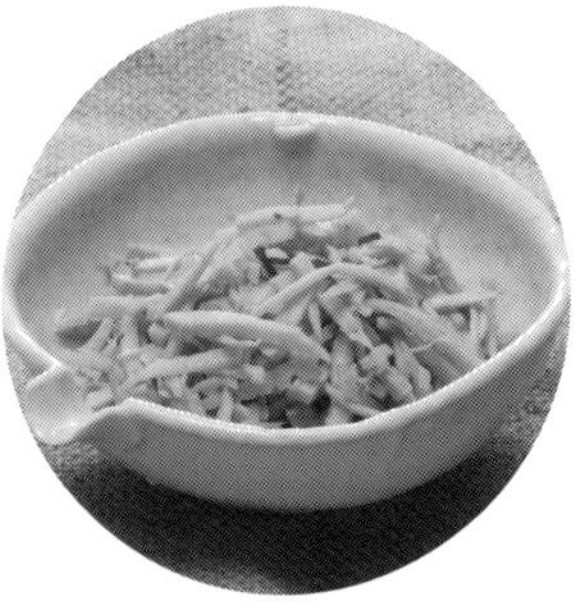

つくり方

①タケノコは、細切りにする。赤トウガラシは輪切り、ニンニクと根ショウガはみじん切りにする。

②鍋にゴマ油を熱し、赤トウガラシ、ニンニク、根ショウガを入れて加熱し、香りがたってきたら、タケノコを加え、いためる。

③コショウをふりかけ、みりん、黒砂糖を加えて、ひと炒めする。

メモ

わが家で採れる淡竹のタケノコの料理としては、煮物より、ごはんより、このいため物がいちばんおいしいと家族には好評です。ほんの一たれでもしょうゆが欲しいところですが、そこは我慢して、スイートチリソース（P34）やパセリソース（P33）で、味を足してみてください。

好評!! キヌサヤのいため物

家族がいちばん好きな春野菜のキヌサヤ。ただゆでただけでもモリモリ食べるので、畑での植えつけも、毎年増え続けています。

やはり、採れたてだからこそのおいしさがあるのでしょうね。ときどき市販のものを買うのですが、そのときは、いためます。採れたてでないものでも、いためるとおいしくなりますからね。

材料（4人分）

キヌサヤ……100g
コショウ……少々
オリーブ油……少々

つくり方

①キヌサヤは、洗ってざるにとり、筋を取る。

②フライパンにオリーブ油をたらし、中火でキヌサヤをいためる。やわらかく食べられる硬さになったら、コショウをふり、皿に盛る。

メモ

幼果を若さやごと食べるのでサヤインゲン、キヌサヤ、キヌサヤインゲンなどと呼ばれています。

カロテンを多く含んで抗酸化作用が期待でき、ビタミンB群やカリウムも豊富。特に若さやにはアスパラギン酸やリジンが多く含まれ、夏の疲労回復や美肌効果もあるとされています。

キヌサヤは、まったく畑などしたことがない素人でも、つくれるありがたい作物です。もちろん、畑が肥えているわけでもないところに、肥料もなしに植えたのですが、それなりにできたのです。

今でも、肥料らしい肥料はなしで、草や枯れ葉を積んだ程度の土に、よく実ってくれます。

煮汁がしみる　春の煮物

私のいちばん好みの料理は、煮物。とりわけ、がんもどきが好み。あまり大きくなく、ふっくらとしていて、たっぷりと煮汁がしみているのが最高です。柴又の寅さんも好きだと聞いて、なんかうれしい！

がんもどきは、豆腐にすったヤマイモ、ニンジン、ゴボウ、シイタケ、コンブなどを混ぜ合わせて丸め、油で揚げたもの。精進料理で、肉の代用としてつくられたものです。名前も、雁の肉に味を似せたことからと言われています。

春の煮物は、ウドやタケノコの味と香りがしみついているわけで、一口かじればタケノコが、おれだ、おれだと威張り、もう一口かじれば、私、私よと、ウドが顔を出す。他の季節にはない、芽吹きの輝きが体にしみとおっていくのです。

材料（4人分）

鶏ささみ肉……100g
ウド……1本
タケノコ（あく抜き済み）……300g
キヌサヤ……100g
がんもどき……3～4枚
コンブとシイタケのだし汁
（つくり方 P36）……3～4カップ

つくり方

①鶏ささみ肉は一口大に切る。ウドは、皮をたわしでこすって洗い、斜め切りにする。タケノコは食べやすい大きさに切る。キヌサヤは、筋を取り、さっとゆでる。がんもどきは食べやすい大きさに切る。

②鍋にコンブとシイタケのだし汁を入れて加熱し、鶏ささみ肉、ウド、タケノコ、がんもどきを加えて弱火で煮て味を含める。さっとゆでたキヌサヤを散らす。

メモ

しょうゆがあったらと嘆く前に、素材のおいしさを味わいましょう。その次に、気に入ったソースやドレッシングをかけてみましょう。夫は、ゴマドレッシング（P31）がお気に入りで、それを持ち歩くほどです。

飲んでお得　野菜と野草の青汁

青汁にたっぷりと含まれている葉酸は、ビタミンB群の一種ですが、胎児の中枢神経組織の発達に必要なことはよく知られています。また、さらに最近では脳梗塞の発生を減らし、心筋梗塞、認知症の予防に効果があることがわかってきました。この青汁は認知症対策にもぴったりなのです。

「うまい」と飲んで、長続きしたほうが結果的には「お得」と思っています。

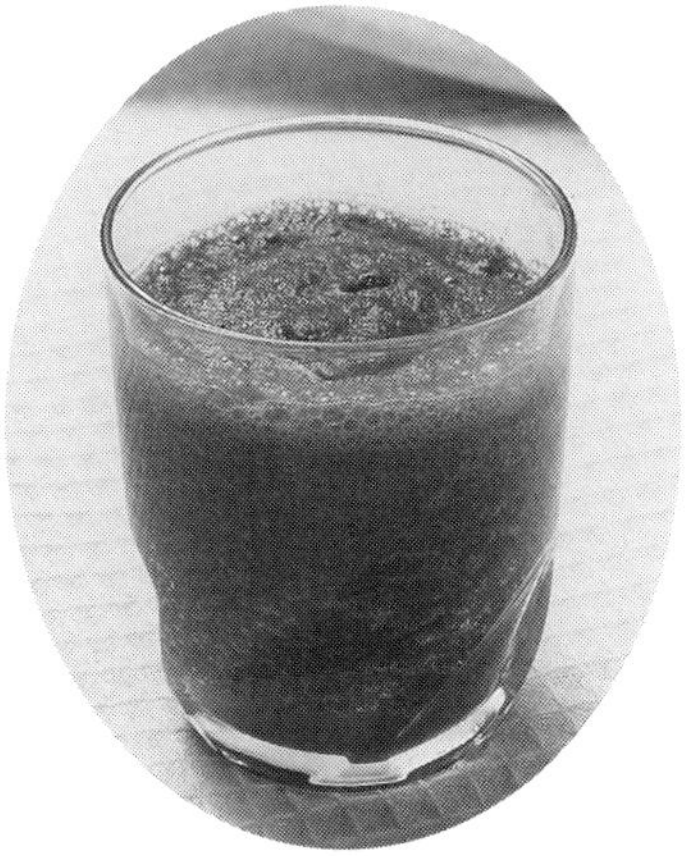

材料（約300mℓ）

キャベツ、ミツバ、ミズナ、ツルナ、カブの葉、ホウレンソウ、さらに少量のハコベ、ヨモギ、ドクダミなどの野草を含めて５種類以上の野菜・野草……100～150g
水（またはリンゴジュース。国産のものがよい）……100～150mℓ
スダチ（またはレモン、ユズ1/2個）……1個
好みでリンゴジュース、ハチミツなど……適宜

つくり方

①スダチは皮をむき、種を取る。
②ミキサーに水（またはリンゴジュース）を入れ、材料を少しずつ入れながら攪拌（ミキシング）する。好みで、リンゴジュースを追加、またはハチミツを加えて飲む。

メモ

青汁は野菜、野草をミキサーでくだいたジュース。そのままの場合、ドロドロし、泥状なので青泥ともいいます。

ドクダミ、ハコベ、ヨモギ、カキの葉、ヒユ、ツユクサなどはあくが強いので、少量（50g以下）にします。

消化を助ける フキのいため物

山野に自生するフキですが、暖かい地方のフキは、小形でやわらかく、香気が少ないとされ、一方寒い地方のフキは、大きく香気が強いとされています。

フキの中でも山ブキは、香気は強いが苦みも強いとされています。しかし、わが家の山ブキは、香気が強く、多少の苦みがありますが、ゆでて冷水にさらしているうちに、苦みもさほどではなくなります。

「春の料理には、苦みを添えよ」と昔からいわれているように、苦みの精油が、食欲を増し、胃液の分泌を促し、消化を助けるのです。

材料

フキ	1束（300g）
ニンニク	1かけ
根ショウガ	1かけ
ゴマ油	大さじ1
赤トウガラシ	少々
みりん	大さじ1
黒砂糖	小さじ1

つくり方

①フキはよく洗い、たっぷりの湯でゆでる。3～5分ほどゆでたら冷水にとり、筋を取る。4㎝長さに切る。

②ニンニクと根ショウガは、みじん切りにする。

③鍋にゴマ油を熱し、赤トウガラシ、ニンニク、根ショウガをいため、フキを加えていためる。

④みりん、黒砂糖を加えて弱火で煮詰める。

メモ

みりん、黒砂糖で味をつけていますが、みりんや黒砂糖には、苦みを抑える働きがあります。煮詰めることで、かなり苦みを軽減できます。

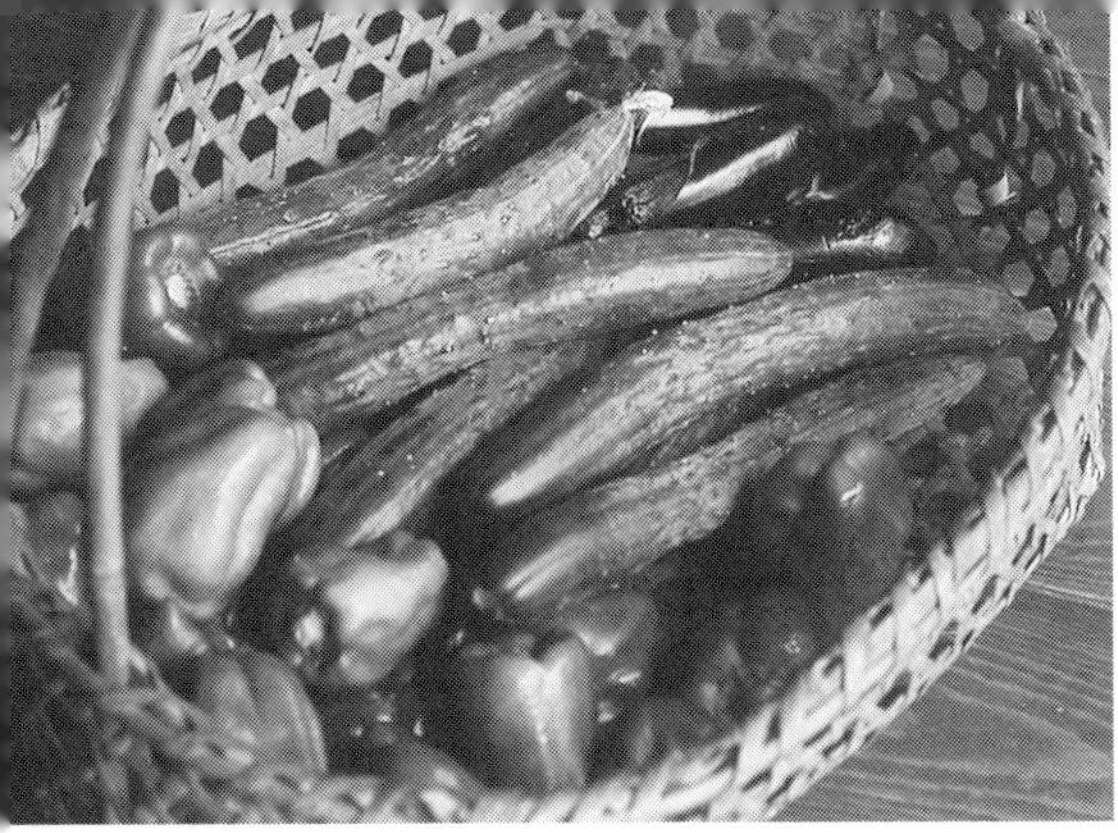

収穫したばかりのキュウリとピーマン、ナス

夏　養生食へのいざない

汗をかくのが気持ちのいい季節になりました。散歩をしても、草むしりをしても汗が出ますが、大汗をかいてシャワーを浴びる心地よさはたとえようがありません。

畑で育つナスやキュウリ、トマトをもいで、そのまま食べるおいしさも夏ならでは。焼いても蒸しても、味がなくてもおいしい野菜に感謝です。

◆無塩のコツ

①アズキを煮るには、少しの塩味が必要と思い込んでいました。青菜をゆでるには、塩をひとつまみと、教えられてきました。そんな必要はまったくありません。アズキも、塩を入れないほうが、今はおいしく感じるし、青菜も塩なしでじゅうぶんに青々と仕上がります。

②トウガラシ、根ショウガ、ニンニク、コショウ、そして青ジソなどは塩のない食事をおいしく食べるのにとても大切。冷ややっこも、根ショウガや青ジソがあれば、しょうゆはいりません。

旨さ格別　ナスのから揚げ

芭蕉が「奥の細道」で、出羽三山詣での際に「めづらしや　山をいではて（出羽）の初なすび」とうたったナスは、一口ナスと呼ばれる小粒のナスのようです。

小粒ナスは、以前山形の人からシコシコとおいしい塩漬けをごちそうになりましたが、普通のサイズのナスでは味わえないおいしさ。芭蕉が7日間こもった山から下りてきて味わった旨さは、格別であったろうと思います。つくってみたくて探しますが、直売所でもなかなか売られていません。

ナスは、低タンパク、低エネルギー。ビタミンなどの栄養はあまり含まれていませんが、おいしさは、夏ならばこそ。どんなナスでもおいしく食べられるのが、から揚げです。

材料（4人分）

ナス	8個
タマネギ	1個
シソ	4枚
ミョウガ	3個
根ショウガ	1かけ
オリーブ油	大さじ2
バルサミコ酢	大さじ2

つくり方

①ナスは1個を4等分にする。タマネギはみじん切りにする。

②シソはせん切り、ミョウガと根ショウガはみじん切りにする。

③ナスは、揚げ油で揚げる。

④揚げたナスを皿に盛り、タマネギと②をふりかける。

⑤オリーブ油とバルサミコ酢をかける。

メモ

ナスと油の相性は抜群。固い皮もやわらかくなり、少しの苦みもやわらぎます。子どもや歯の悪い方には、鹿の子に切れ目を入れると食べやすくなります。

味なしでもおいしい 蒸し野菜

どのドレッシングにも合いますが、まずは、なにもつけずに野菜そのものをよくよく味わってください。ナスはナスの味、カボチャはカボチャの味、「みんな違ってみんないい」ことに気づくはず。

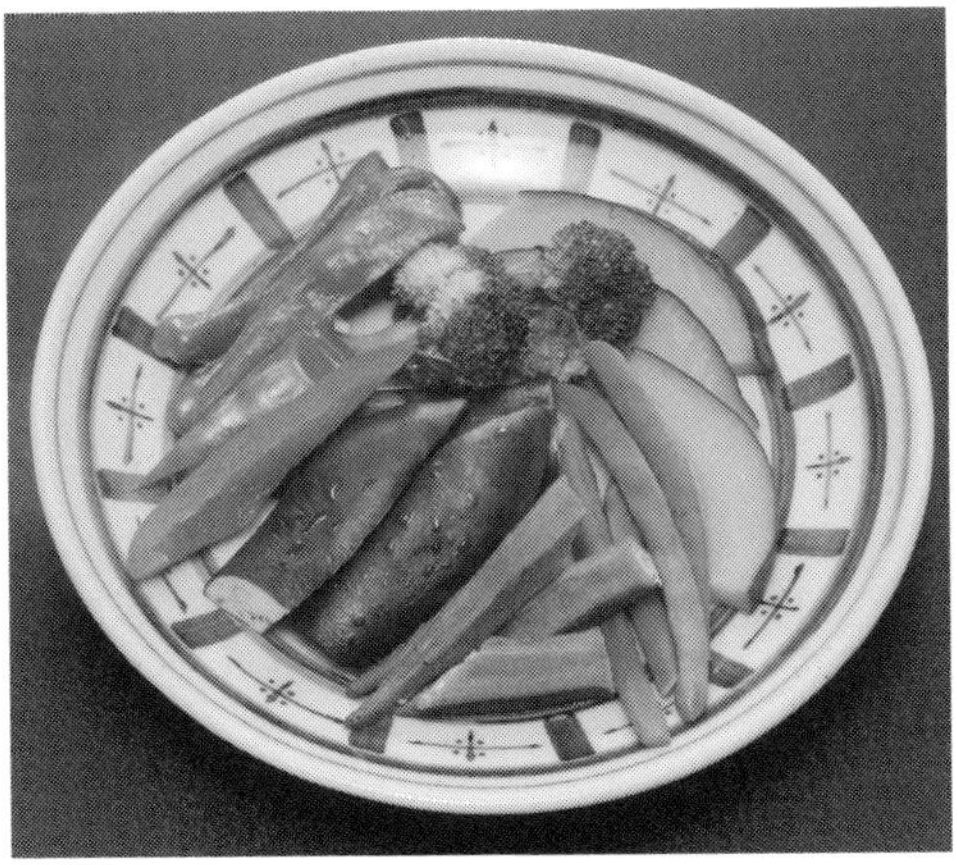

材料（2人分）

ナス	2個
インゲン	4本
カボチャ	100g
ピーマン	1個
オクラ	4個
パプリカ	1/4個
ブロッコリー	50g

つくり方

①ナスはへたを落とし、食べやすい大きさに切る。インゲンは筋を取り、半分に切る。カボチャは種を取り、5㎜厚さのくし形に切る。ピーマンは種を取り、四つに切る。オクラはへたを取る。パプリカは1㎝厚さに切る。ブロッコリーは小房に切り分ける。

②①の野菜を皿に盛り、蒸し器で蒸す。またはラップをかけ、電子レンジ600Wで2〜3分加熱する。

メモ

わが家は毎朝蒸し野菜を食べますが、無塩どころか、なにもつけずにおいしく食べています。でも、ちょっと飽きてきたら、そのときにドレッシングの力を借ります。強い味方がいつもそばにいてくれる安心は、替えがたいものがあります。

彩りよく 夏の酒粕漬け

生きている菌を食べることがいいことだと、盛んに宣伝されて、毎日甘酒を飲む人が増えているとか。確かに店に甘酒コーナーができ、さまざまな瓶、缶、パックの甘酒が並んでいます。

苦手!! だって、妙に甘いし、薄いし、変な香りがあったりして、私にはバツ。自分でつくったもの以外は信用できないと、かたくなな私は、世渡り下手、偏屈、変人なのでしょうね。

変人がつくった漬け物ですが、混ぜものなし、本物なのはまちがいがありません。

材料（2〜4人分）

キュウリ……1本
ナス……1個
オクラ……2本
漬け床
　酒粕……300g
　砂糖（甘蔗分蜜糖）……50g
　みりん……50cc

つくり方

①キュウリ、ナスは容器に合わせて、食べやすい大きさに切る。オクラはさっとゆでる。

②漬け床をつくる。酒粕は2㎝角に切り、鍋に入れ、砂糖とみりんを加えて火にかけ、よく混ぜる。

③冷ました漬け床に、①を並べ、冷蔵庫で一晩漬ける。

④適当な大きさに切り分けて食べる。

メモ

ダイコンやニンジン、ウリ、スイカの皮の部分など、いろいろと漬けてみてください。盛りつけのときに彩りがよいと、それだけで食欲が出てきます。

漬けていると、水が出て漬け床がやわらかくなりますが、表面にタオルなどを置くと、水けを取ってくれます。糠漬けの代わりに、夏の間じゅう重宝しました。

まめに 豆のスープ

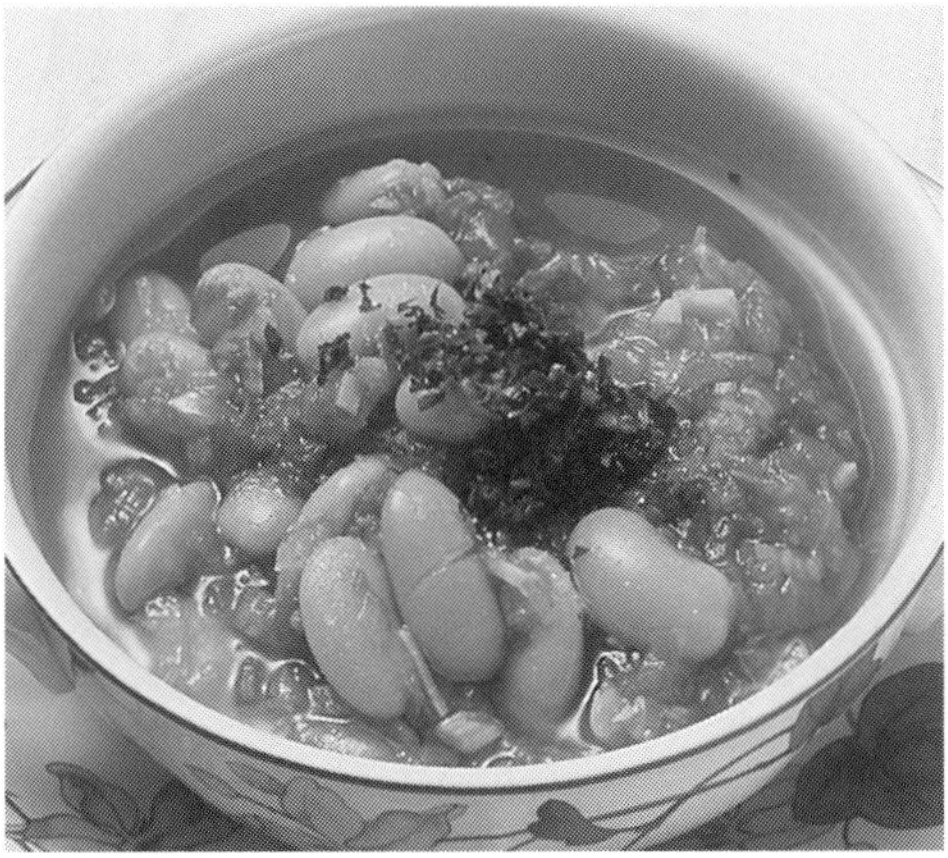

豆のスープは、白インゲン豆でなくても、金時豆でも、アズキでも、ダイズでもつくることができます。土に埋めれば、そのまま芽が出てくる豆の力。まめにつくって存分に味わいます。

材料（２～４人分）

白インゲン豆……１カップ
タマネギ……１個
セロリ……１本
ニンニク……１かけ
トマト……２個
リンゴジュース（国産のものがよい）……１カップ
パセリ……少々

つくり方

①白インゲン豆は、かぶる程度の水にひたし、一晩おく。ふたつきの厚手の鍋に白インゲン豆を水ごと入れ、薄く切ったタマネギやみじん切りにしたセロリ、ニンニク、トマトなどの野菜を加える。

②リンゴジュースを入れて、弱火でゆっくりと2～3時間煮る。仕上げに、ポタージュ状のスープで調味してもよい。

③パセリを散らす。

メモ

最近は、ありがたいことに、煮た豆の缶詰、パックが出回り、手軽な価格で手に入ります。煮た豆を使えば、野菜と煮込む時間は大幅に縮小できます。15分くらいで食べられますよ。

韓国版お好み焼き　チヂミ

韓国で食べたカリカリに焼けたチヂミ。そのようにつくるにはどうしたらいいのか、韓国に暮らす娘に教えられてつくってみましたが、肝心なのは、油の量。たっぷりの油で揚げるように焼かないと、カリカリにはならないようです。

油っぽいのが嫌いな家族もいるので、カリカリには遠いけれど、しんなりではない、チヂミをつくってみました。

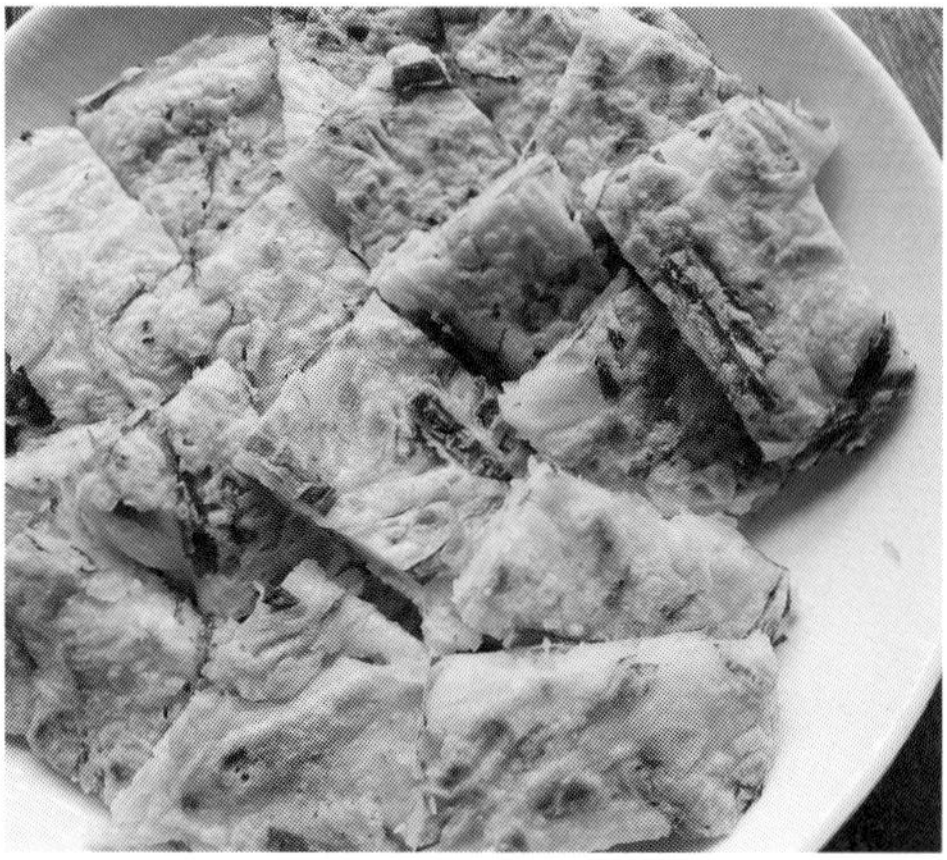

材料（4人分）

タマネギ	120g
ニラ	100g
小麦粉	160g
片栗粉	大さじ 2
卵	1 個
水	2 カップ
ゴマ油	大さじ 2
チヂミのたれ	
酢	大さじ 1/2
豆板醬	小さじ 1
ゴマ油	小さじ 1
白すりゴマ	大さじ 1
ハチミツ	小さじ 1
おろしニンニク	小さじ 1

つくり方

①タマネギは薄切りにし、ニラは3～4㎝長さに切る。

②小麦粉、片栗粉、卵、水を混ぜ、タマネギとニラを加えて、混ぜる。

③フライパンにゴマ油を回し入れ、②を入れて薄く焼く。

④たれの材料をすべて混ぜ合わせる。

⑤チヂミを食べやすい大きさに切って皿に盛り、たれにつけて食べる。

メモ

たれの材料の豆板醬には、塩分が入っています。毎日食べるものではないしと、片目をつぶっておいしく食べます。もちろん、豆板醤なしで、トウガラシをたっぷり入れて、つくるのがベストですが、思い出の韓国の味をたまには楽しませてあげたいのです。

なお、一般的に韓国では溶いた粉の上に具をのせて焼くもの、もしくは溶いた粉に具を混ぜて焼くもの（これは韓国版お好み焼き）をひっくるめてジョンと呼んでいます。

チヂミは方言で、ジョンは標準語とのこと。なぜか日本ではチヂミの呼び名が定着しています。種類は多彩で、おやつなどに短時間でつくるもの、さらにお祝い事など行事用に手間暇かけてつくるものまで数多くあるそうです。

夏の保存食　キュウリ煮

畑の当たり年、キュウリが毎日ドッサリ採れて食べきれないときにつくります。

砂糖の量を増やし、甘くすれば、当然長く保存できます。砂糖を控えめにつくれば、箸休めにすぐ食べられます。ただし、冷蔵庫で保存します。この量でまずつくり、次回から調節してください。

材料

キュウリ	10本
酒	1/2カップ
砂糖（甘蔗分蜜糖）	50g

つくり方

①キュウリは5㎝長さに切る。

②鍋に酒を入れ、キュウリと砂糖を入れて火にかける。すぐ弱火にしてゆっくり煮る。キュウリの水が出てくるので、その水がなくなるまで煮る。

③清潔な瓶に入れて、瓶をひっくり返して保存する。冷暗所で（冷蔵庫に入れなくても）1年は保存できる。

メモ

皮が固いキュウリは、皮むき器で所々むきます。砂糖ではなくハチミツを使うと、発酵がすすんでしまい、保存に向きません。

皮ごと新ジャガのいため物

ジャガイモは、ビタミンCやB群が含まれ、またカリウムがごはんの16倍もあります。敵であるナトリウムと対抗するには、すごい味方。ただし、ジャガイモすべてが味方ではありません。

ポテトチップス、フライドポテトなどは、ビタミン類も激減するし、脂肪は10倍、20倍にもなります。食べるなら、いためるか蒸すか煮るかでどうぞ。皮ごと食べればビタミンCの損失がかなり防げます。

材料（４人分）

新ジャガイモ	５個
パセリ	少々
オリーブ油	適宜
コショウ	少々

つくり方

①新ジャガイモは、皮つきのまま５㎜厚さ４㎝長さのせん切りにする。

②パセリは、みじん切りにする。

③鍋にオリーブ油をひき、強火で新ジャガイモとパセリをいためる。油が回ったら、弱火にし、コショウをふりかけ、フライ返しで押すようにまとめる。ふたをして、しばらく弱火で火を通す。焼き色がついたら、ひっくり返す。

④自然にまとまるので、そのまま皿にとり、切り分けて食べる。

メモ

ジャガイモは寒冷地にも強く、年に複数回の栽培が可能で、地中につくられることから鳥害にも影響されないので、広く普及。アダム・スミスは『国富論』において「小麦の3倍の生産量がある」と評価しています。今や、ムギ、米、トウモロコシに並ぶ「世界四大作物」です。

無塩を簡単に　野菜サラダ

イタリアに行って驚いたのは、サラダにもバケットにも、オリーブ油しか出てこないこと。あちらの国には、ドレッシングというものがないのです。

どうりで、塩分摂取量が少なく、血圧が高い人が少ないわけです。だから、イタリア人を真似れば、無塩なんて、簡単、簡単。

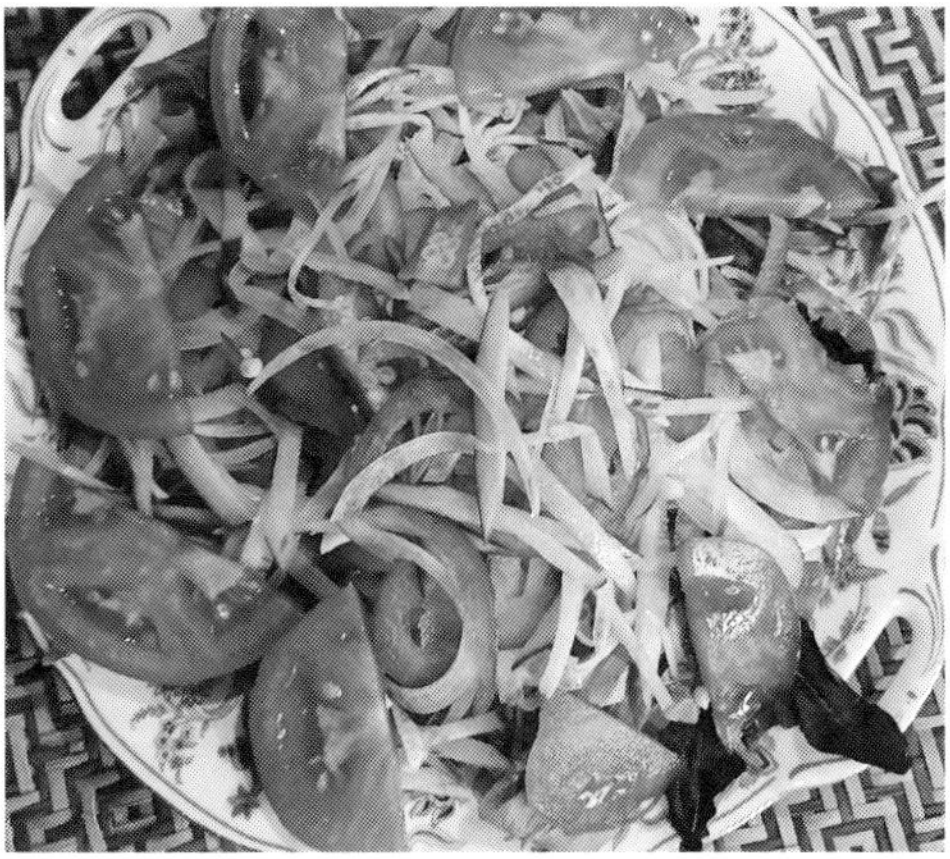

材料（４人分）

トマト	1/2 個
キュウリ	1/2 個
タマネギ	1/4 個
赤パプリカ	1/4 個
ベビーリーフ	1 パック
オクラ	３個
オリーブ油	適宜
アーモンド（粒）	大さじ１～２

つくり方

①トマトは縦に半分に切り、さらに薄く切る。キュウリ、タマネギ、赤パプリカは、せん切りにする。

②ベビーリーフは、よく洗い、水けをきる。

③オクラは、ゆでて、冷まし、斜め切りにする。

④①、②、③を皿に盛り、アーモンド（粒）をふりかけ、オリーブ油をかけてべる。

メモ

ベビーリーフは、ミズナ、ルッコラ、ビートなど、小さな食べやすい青菜を盛り合わせたもので、スーパーなどで、手軽に購入できます。

オリーブ油の代わりに、好みのドレッシング（Ｐ22、Ｐ31～32）をかけてもよいでしょう。

夏の定番 ゴーヤチャンプルー

ゴーヤなんて、見たこともなかったのに、今やご近所の農家でも皆つくっています。でも、先日農家の方から「どうやって食べるんだ?」と聞かれ、驚きました。

生産者の流行に追いつくエネルギーはすごいのでが、食卓は追いついていないようです。昨日食べていたものしか、食べたくない気持ち、わからないではないですね。でも、このゴーヤチャンプルーは、夏に欠かせない料理として必ず根づくと思います。

材料(4人分)

ゴーヤ	1本
タマネギ	1個
豆腐	半丁
卵	2個
ゴマ油	大さじ1
赤トウガラシ	適宜
コショウ	適宜

つくり方

①ゴーヤは縦半分に切ってスプーンで種とワタをかき出し、5㎜幅の薄切りにする。塩(分量外)でもみ、よく洗って、熱湯でさっとゆでる。

②タマネギは薄切りにする。

③鍋にゴマ油をひき、刻んだ赤トウガラシ、タマネギをいためめ、ゴーヤを加えていためめ、コショウをし、手で崩した豆腐と、溶いた卵を回し入れ、固まったら火を止める。好みで削り節をふりかける。

メモ

ゴーヤが苦い原因は、「モモルデシン」が含まれているため。胃腸の状態をととのえ食がすすむ、傷ついた胃腸の粘膜を守る、血糖値・血圧を下げる効果があるといわれています。また豊富なビタミンC、鉄分が含まれています。

コンブと厚揚げの煮物

コンブは「喜ぶ」に通じる縁起物として、結婚の引き出物に欠かせません。これはたんなる語呂合わせではなく、栄養学的に見ても体のために大変よい食材なのです。

現代の食生活では肉や加工食品を多く摂るようになって、体が酸性に傾きがちです。健康体である弱アルカリ性に保つためには、アルカリ性食品の中でもトップクラスのコンブを食べるのがいちばん。ヨウ素、カルシウム、カリウムも豊富に含まれています。

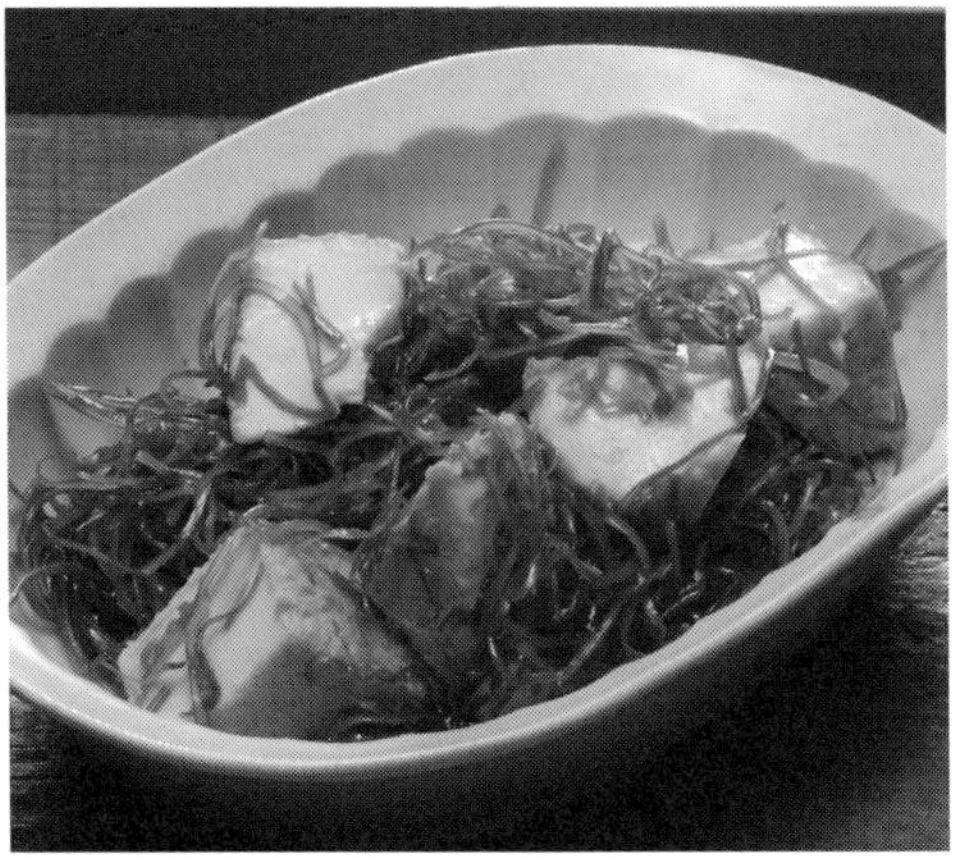

材料（4人分）

刻みコンブ	1パック（25g）
厚揚げ	2枚
ゴマ油	小さじ1
酒	大さじ1
みりん	大さじ1
黒砂糖	大さじ1
だし汁（つくり方P36）	適宜

つくり方

①刻みコンブは洗ってざるに上げ、水けをきる。厚揚げは、食べやすい大きさに切る。

②鍋にゴマ油を入れ、中火でコンブと厚揚げをいため、油になじんだら酒を入れ、みりんと黒砂糖を加え、だし汁を加えて煮る。

メモ

次の日も、次の日もと、さらにおいしくなる煮物です。先にゴマ油でいためることで、味の深みがぐんと増します。

人気の焼き餃子と水餃子

餃子は人気ですね。駅前の餃子屋がいつも行列なのです。一度食べてみたいと思っても、行列が大嫌いな家族がいるのです。「あんなに並んでも食べたいのか」といわれると、なるほど、並んでまでは食べなくてもいいかなと思います。家でつくれば、簡単においしく安くつくれて、食べ放題ですからね。

皮は3人で100枚、5人なら150~200枚用意します。だいたいぺろりと平らげますが、残ったときには、油で揚げてもおいしいです。

材料（100個分）

ニラ	1束
キャベツ	3～4枚
鶏ひき肉	100g
根ショウガ	少々
餃子の皮	100枚
コンブとシイタケのだし汁（つくり方P36）	適量
酢	適宜
ラー油	適宜

つくり方

①ニラは細かく切る。

②キャベツはゆでて（蒸してもよい）細かく切る。

③鶏ひき肉と①②とすりおろした根ショウガをよく混ぜる。

④餃子の皮で③を包む。

⑤焼き餃子は、フライパンに油をひき、④を並べ、裏側が色づいてきたら水を差し入れ、ふたをして中火で焼く。水がなくなったら、ふたを取り、よく焼き色がついたら火を止める。

⑥水餃子は、鍋にコンブとシイタケのだし汁を入れて沸騰させ、④を入れて、浮き上がるまで煮る。

⑦酢、ラー油をたらして食べる。

メモ

中国の留学生が遊びにきて、餃子をささささっとつくってくれました。もちろん皮も、小麦粉に油をたらし、水を入れてささささっと混ぜ、さささっと伸ばしてつくりました。

そのときのおいしさは、本場もの！　と思わせる、忘れられない旨さでした。

栄養たっぷり　おからサラダ

おからは、とりわけ夏場は傷みやすいので、一度蒸して調理すると安心です。

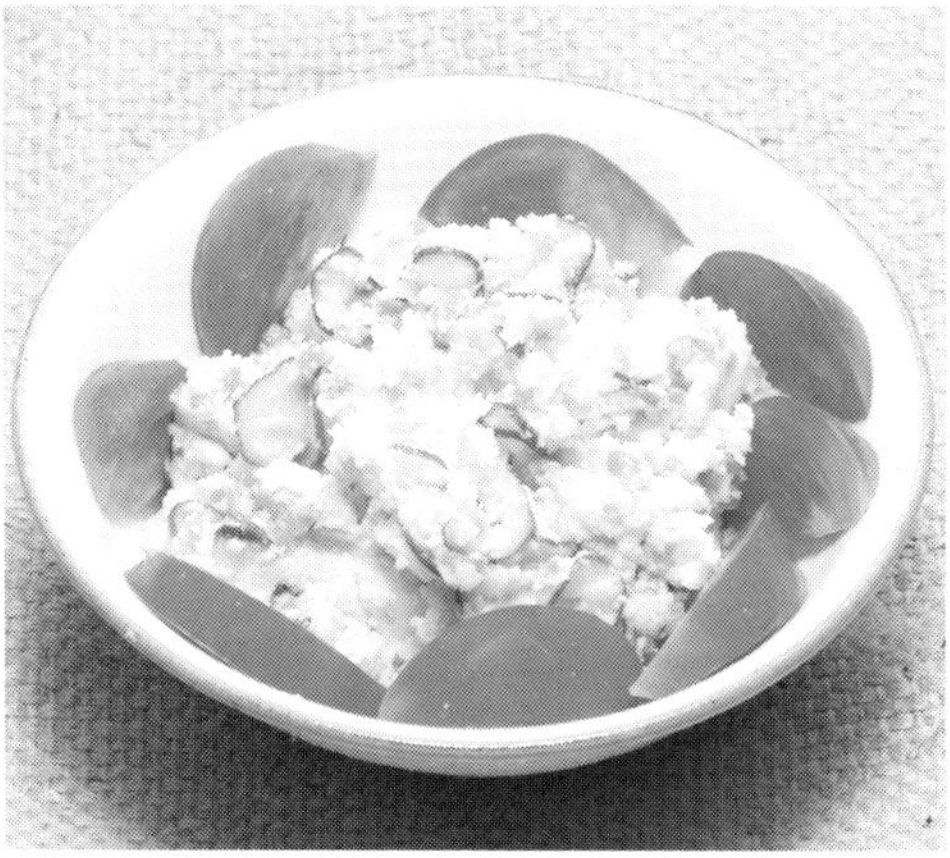

材料（4人分）

おから	150g
キュウリ	1本
ニンジン	60g
ピーマン	2個
タマネギ	50g
ゆで卵	1個
バルサミコ酢	大さじ2
オリーブ油	大さじ2
練りからし（マスタード）	大さじ1
ハチミツ	大さじ2

つくり方

①キュウリは薄く輪切りにし、塩をふり、しばらく置いてから、水につけて塩気を抜き、キッチンペーパーで水けを取る。

②ニンジンはみじん切りにし、ゆでてやわらかくする。ピーマン、タマネギはみじん切りにする。それぞれ、キッチンペーパーで水けを取る。

③卵はゆでて細かく刻む。

④おからにバルサミコ酢、オリーブ油、練りからし、ハチミツを加え、よく混ぜ合わせ、①、②、③を加えて混ぜる。

メモ

このサラダの味でじゅうぶんにおいしいと思いますが、物足りない方は、好みのドレッシング、とりわけ、リンゴドレッシング（P32）、トマトドレッシング（P32）、タマネギドレッシング（P32）などで試してみてください。

キュウリとオクラ、ナスのあえ物

オクラのヌルヌルはガラクタン、アラバン、ペクチンといった食物繊維です。整腸作用を促し、コレステロールを排出する作用や、便秘を防ぎ、大腸がんを予防する効果があるといわれています。

また、β-カロテン、カリウムやカルシウムも豊富に含んでいます。つまりナトリウムを排出する作用があります。

というわけで、夏野菜のキュウリ、オクラ、ナスのあえ物は、最強の闘う無塩食といえましょう。

材料（4人分）

キュウリ	1本
オクラ	4本
ナス	2本
根ショウガすりおろし	1かけ分
ニンニクすりおろし	1かけ分
ネギみじん切り	3㎝分
ゴマ油	小さじ1
白すりゴマ	大さじ1
ハチミツ	小さじ1

つくり方

①キュウリは、すりこぎで叩き、一口大に切る。

②オクラはざっとゆで、ガクを取り、斜めに切る。

③ナスはラップをかけ、電子レンジ600Wで1分半ほど加熱し、冷水にとり、粗熱を取って水けをきり、縦半分に切り、斜め薄切りにする。

④ボウルに①、②、③を入れ、根ショウガすりおろし、ニンニクすりおろし、ネギみじん切りを加え、ゴマ油、白すりゴマ、ハチミツを加え、ひと混ぜする。

メモ

好みでカツオ節をかけたり、青ジソをふったりしてもよい。

オクラは利用範囲が広く、フヨウに似た黄花は観賞用としてもすぐれています。家庭菜園や庭先、プランターなどで育てて生かしたい野菜の一つです。

手早くできる シュウマイ

餃子より簡単なシュウマイ。包まなくてもいいのですから、さっとできます。ただ、皿に並べていると皮がすぐに固くなるので、ふきんをかけたりして、乾燥を防がないといけません。豚肉のにおいが苦手なので、わが家は鶏肉でつくります。

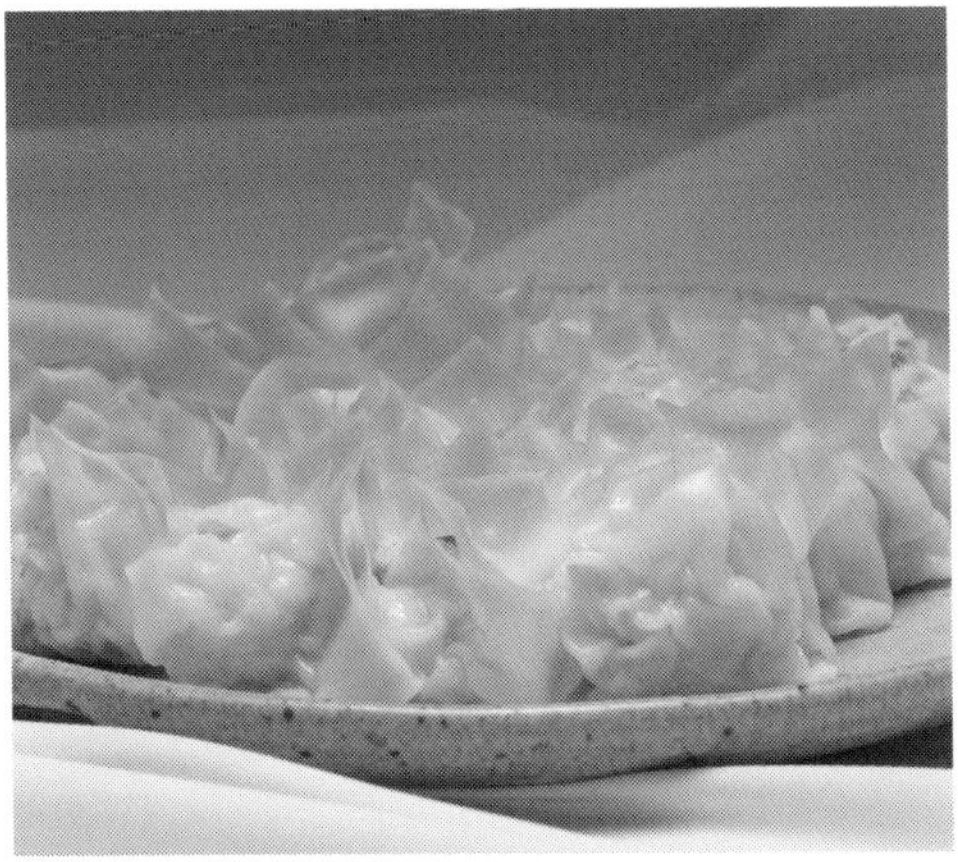

材料（25個分）

ネギ	1本
根ショウガ	1かけ
鶏ひき肉	200g
シュウマイの皮	1袋（25枚）

つくり方

①ネギはみじん切りにする。根ショウガはすりおろす。

②鶏ひき肉とネギ、根ショウガを混ぜ合わせる。

③親指と人差し指で輪をつくり、上にシュウマイの皮をのせる。その中央に小さじ1杯分の②をのせ、そのまま包み込み、シュウマイの形にする。クッキングシートに並べていく。

④湯気の出る蒸し器に、③のシュウマイをクッキングシートごと置き、10分ほど蒸す。

メモ

練りからしは塩気がないのを助けてくれます。練りからしソース（P33）がおすすめです。あるいは、酢、またはダイコンおろし、ゴマドレッシング（P31）などでもおいしく食べられます。

最強コンビのアズキ氷

夏に欠かせない、夫が大好きなかき氷。手回しのかき氷器でせっせとつくっていましたが、孫たちが来たときには、何人分もつくらねばならず、誕生日に電動のかき氷器をプレゼントしました。

ところが、あまりに簡単につくれるので、これはいいとばかり、汗をかいた、疲れたなどと言い訳をしながら、一日に何杯も食べてしまうのです。「もう年だから、好きなだけ食べても」「いや、やはり節度のある食生活で健康維持が大事」と、揺れ動く日々です。

材料（2人分）

アズキ	100g
黒砂糖	50～100g
かき氷	適量

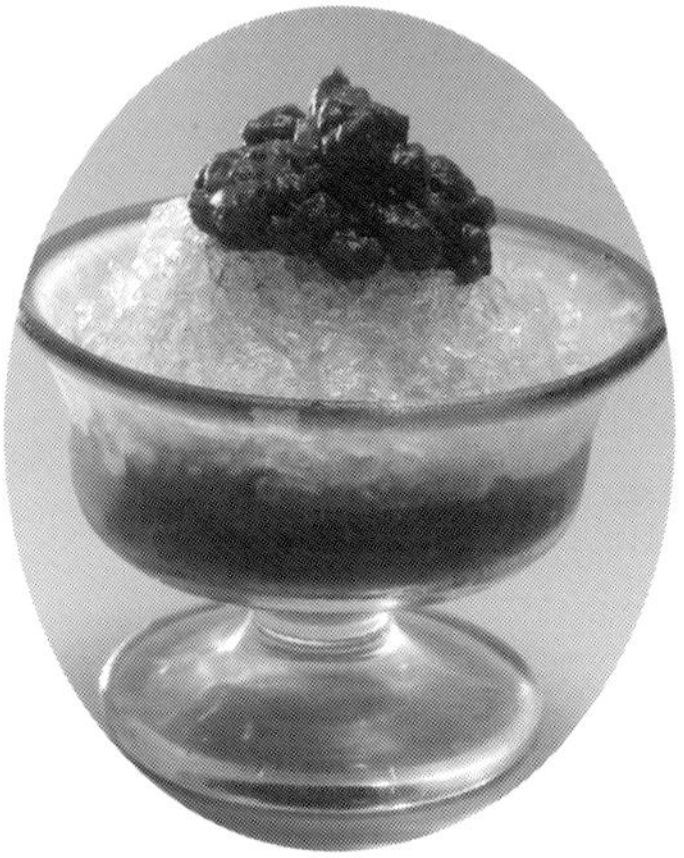

つくり方

①洗ったアズキとたっぷりの水を圧力鍋に入れて加熱し、ノズルが動いたら火を止め、鍋ごと流し水で冷やし、鍋のふたを開けて、アズキをざるに上げ、ゆで汁を捨てる。

②①のアズキを再び圧力鍋に入れ、ひたひたに水を入れ、ふたをして加熱し、ノズルが動いたら、火を弱め、6~8分加熱する。そのまま冷めるまで放置し、ふたが開いたら黒砂糖を入れて煮る。冷ましておく。

③器にアズキを入れ、かき氷器でかいた氷を入れ、アズキをのせる。

メモ

煮アズキには、塩は必須と思いこんでいました。ところがどっこい、まったく塩なしでもなんの問題もなくおいしいのです。むしろ塩が入った味は、雑味というか、余分な味というか、いらない味なのです。黒砂糖とアズキのコンビは最強です。

リコピンたっぷり　真っ赤なジュース

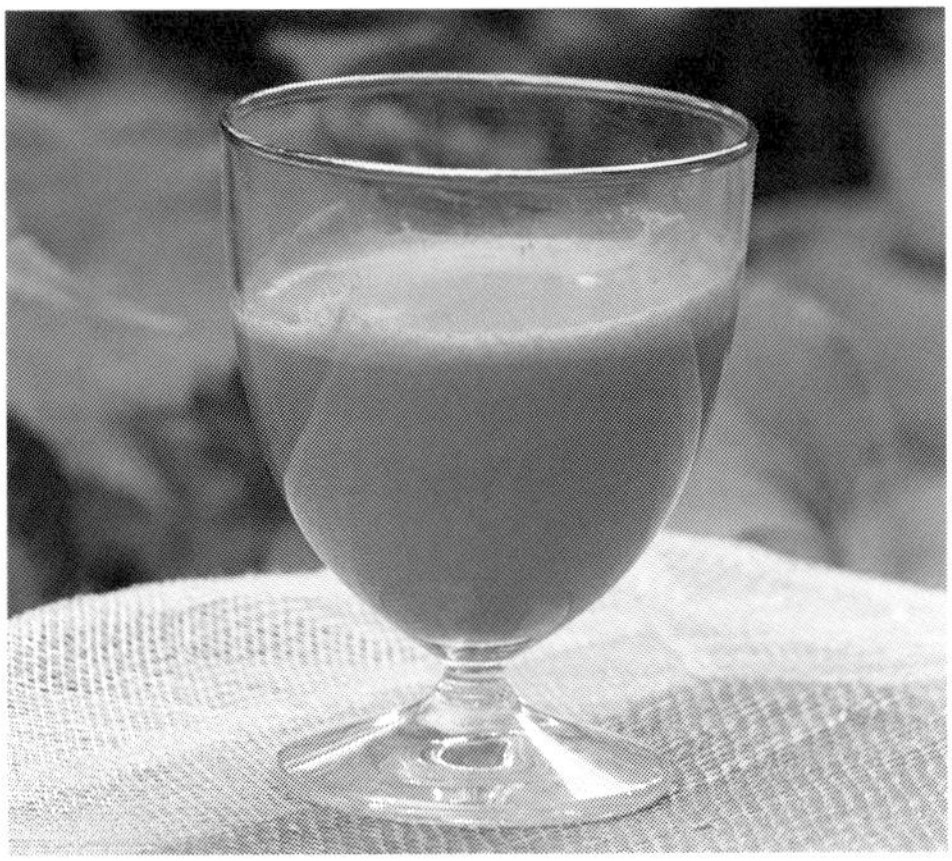

リコピンはトマトの赤い色の色素ですが、カロテノイドの中で最も活性酸素の消去能力が強く、その抗酸化作用はβ‐カロテンの2倍といわれています。動脈硬化の予防も期待できそうです。リコピンは、皮膚がんの原因となる紫外線のダメージから肌を守ることもわかっています。

トマトには、リコピン以外にも、ビタミンC、ビタミンP、クエン酸、カリウム、食物繊維などが含まれています。夏バテなどで食欲が落ちたときにも、トマトの甘酸っぱさが食欲を増進させてくれます。

材料（約300mℓ）

ニンジン……………3本（約350g）
リンゴ……………………………1/4個
スダチ
（またはレモン、ミカンなど柑橘類）
……………………………………1個
パプリカ（赤）…………1個（100g）
トマト……………………………1/2個

つくり方

①ニンジンは無農薬のものなら皮をむかないで、そうでないときは皮をむき、ジューサーに入る大きさに切る。リンゴは皮の農薬が心配なので皮をむき、ジューサーに入る大きさに切る。スダチは薄切りにし、種を取る。

②パプリカ（赤色のもの）は軸と種を取る。トマトはへたと種を取る。

③ニンジン、リンゴ、スダチ、パプリカ、トマトをジューサーに入れて搾る。

みんな喜ぶ　カレースープ

学校給食の人気ナンバーワンに入るメニューの一つは、カレーだというう。確かに、国民食といえるかもしれません。

幼いころ、薬局だったわが家は、夕方から客が来て忙しくなるので、私や妹が近くのポンチというレストランに、鍋をもってカレーを買いに行かされました。

祖母や手伝いのおばさんがつくるカレーは、黄色い液体で、辛くもなんともない代物でしたが、ポンチのカレーは、こっくりしたこげ茶色で、どろりとして、これがカレーだと、子供心に納得させられました。

新宿中村屋でカレーを食べたことがある母は、カレーじゃなく、本当はカリーよと、すまして言っていたのを思い出します。

材料（4人分）

ジャガイモ	2個
ニンジン	1本
ナス	3個
タマネギ	1個
オリーブ油	大さじ1
水	適量
ゲッケイジュの葉、セージ、タイムなどの香辛料	適宜
カレー粉	大さじ1

つくり方

①ジャガイモとニンジン、ナスは乱切り、タマネギは薄切りにする。
②鍋にオリーブ油を熱し、①をいためる。
③水を加え、ゲッケイジュの葉やセージ、タイムなどの香辛料を入れ、よく煮込む。
④煮えたら、カレー粉を加えて、弱火で煮る。

メモ

肉を入れるなら、わが家ではチキンでしょうか。孫たちが来たときは、牛肉をおごります。

第4章

無塩の養生食② 秋・冬のレシピ

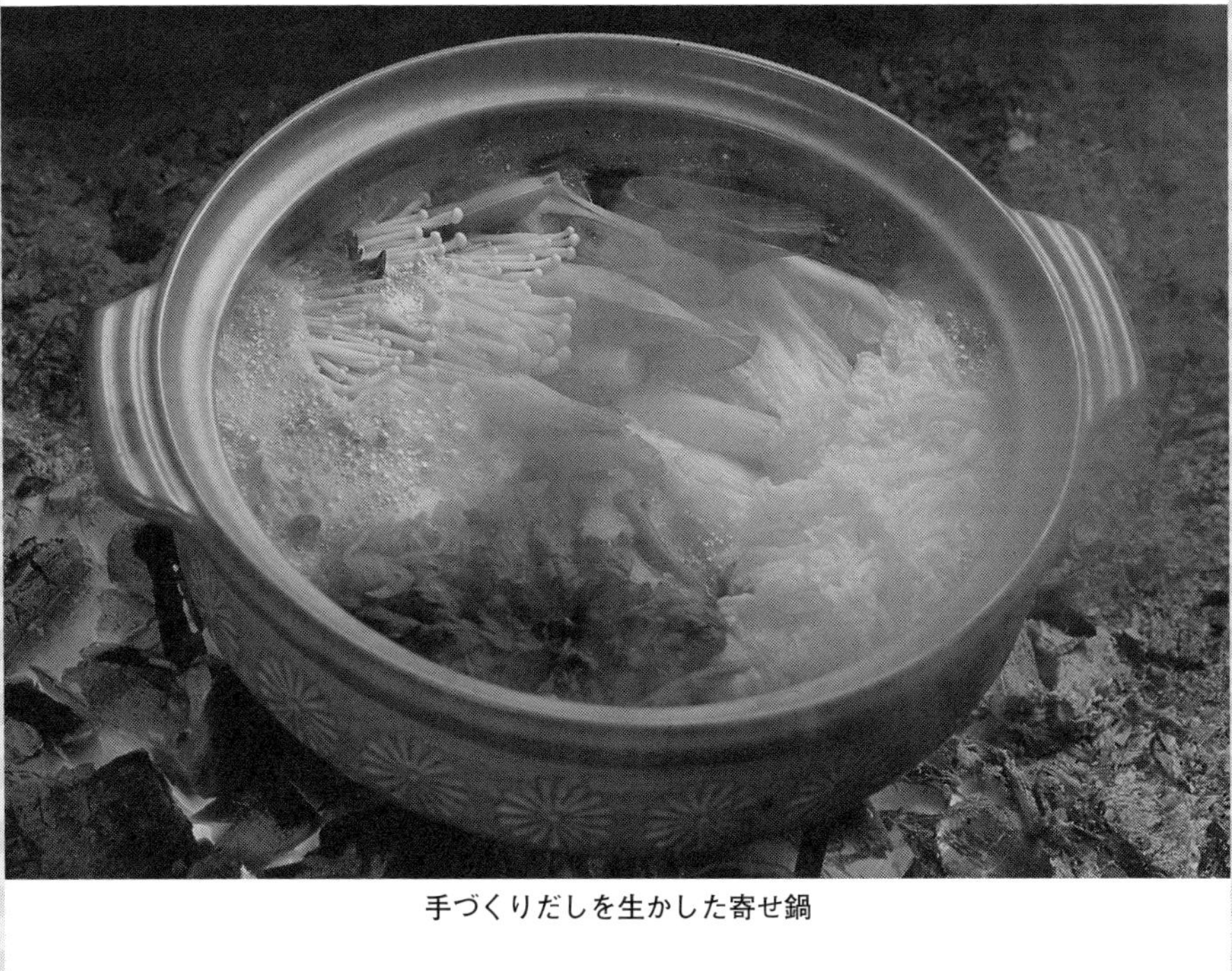

手づくりだしを生かした寄せ鍋

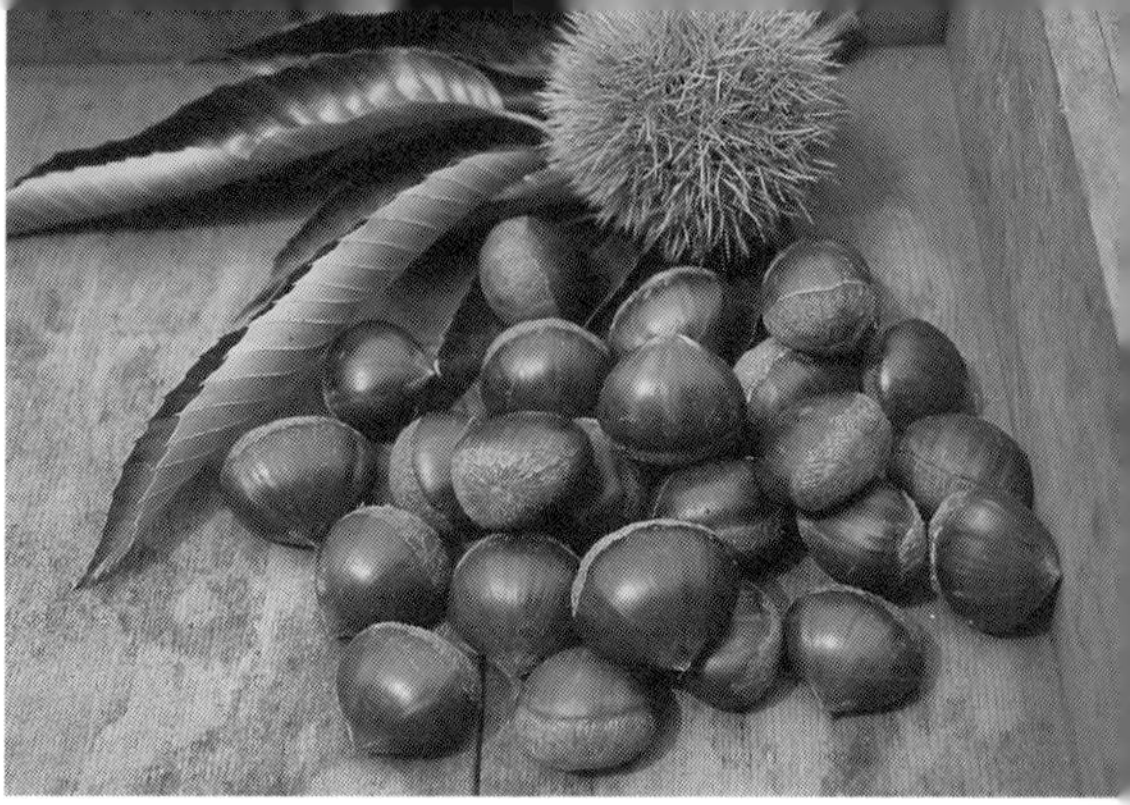

クリも養生食の逸材

秋　養生食へのいざない

あれもおいしい、これもおいしいとなにかわからないけれど食欲が出てきて、知らないうちに体重が増えています。これは、寒い冬を乗りきるために体に蓄えが必要なのだろうと思うのです。なにを食べてもおいしい季節。とりわけ、拾って歩く山グリや、山から採ってきたキノコのおいしさは、生きていたよかった！の味ですね。

◆無塩のコツ

孫たちの家で過ごすとき、熱々のおいしさを味わってもらいたいので、「味見！」「はい、味見してください」と、塩なしのものを食べてもらいます。

味見だから、立って食べるのもOKだし、ソースやしょうゆをかけることもしません。でも、最高においしいですよね。

それと同じ、塩なし、ソースなし、しょうゆなしで、「はい、味見！」と食べてみてください。きっと、味なしでおいしく食べられることに気づくはずです。

ついお代わり　クリごはん

「うまいなあ」とめったにほめない家族がため息をつきながら、2杯、3杯とお代わりするクリごはん。

クリは小さいけれど、山グリ。むくのは大変ですが、なぜかおいしさ、甘さが全然違うので、買う気になれません。

毎朝の散歩の途中で拾います。むく大変さがあるので、「もうこれで今年は終わり、これ以上は拾わない」と決めても、大きいのが落ちていたりすると、つい拾ってしまう食い意地が張っている私です。

材料（4人分）

クリ	適量
もち米	2カップ
酒	大さじ1
みりん	大さじ1

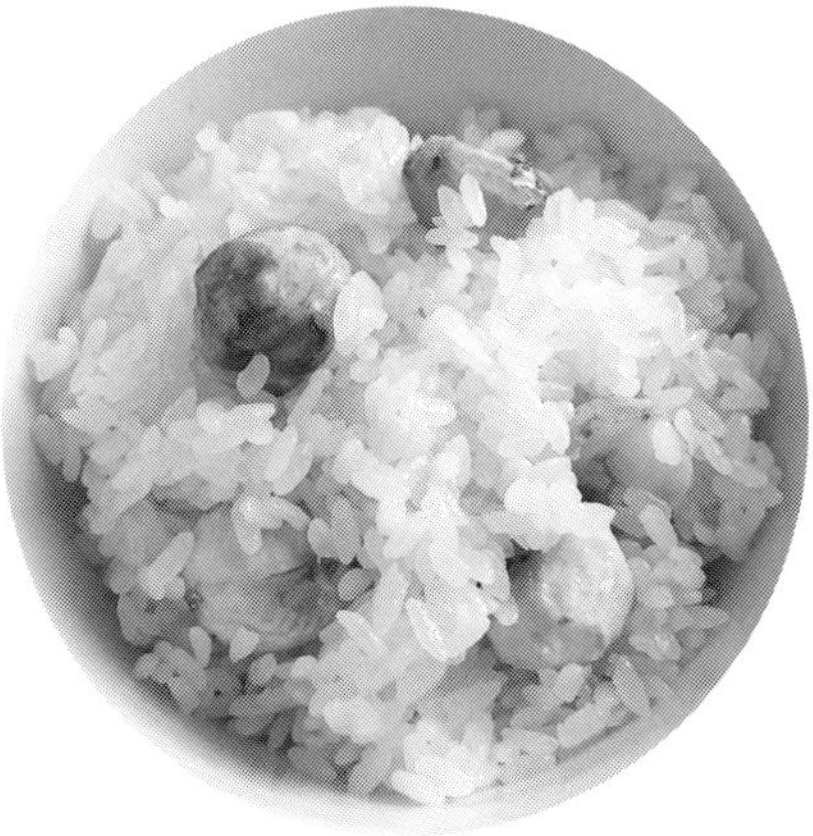

つくり方

①洗ったもち米に酒とみりんを加え、水加減（または、炊き込みごはんのおこわの水加減）をする。

②皮をむいたクリをのせ、炊く。

③炊き上がったら、よく混ぜる。好みで黒ゴマをふる。

メモ

クリをむくのには、クリの皮むきバサミ「栗クリ坊主」を使っています。包丁でむくより、とても楽にむけます。

あまりに小さく、めんどうなクリは、鬼皮だけを取り、あとは渋皮をつけたまま、渋皮煮をつくります。

ヘルシー食材 マイタケごはん

マイタケは、舞茸。その姿態が不定形に乱舞することから名づけられたといい、また、これを見つけた炭焼きの男らが、ドブロクのさかなにして、よい気持ちで踊り出すからだともいう。山から採ったマイタケは、確かに乱舞しているから、私はこっちを採用したい。

食べられるキノコを探して山の中を半日歩き、かごいっぱい集めたキノコを地元の人に見てもらったが、「全部ダメ」と言われたときのショックは忘れられません。以来もらうか、買うかですね。

マイタケは塩漬け、または乾燥して長期にわたって保存できるので、たくさん手に入ったら保存してください。

材料（4人分）

五分づき米	2カップ
マイタケ	150g
酒	大さじ2
みりん	大さじ2

つくり方

①洗った米に酒とみりんを加え、水加減をする。

②洗って、細く割いたマイタケをのせ、炊く。

③炊き上がったら、よく混ぜる。

メモ

もちろんマイタケだけでなく、油揚げやニンジン、ゴボウ、レンコンなども加えて、五目風にしてもいいですね。

また、マイタケには、がん予防に効果が期待できるといわれる成分が多く含まれています。ビタミンでは B_2、Dが豊富で、特に、がんの発生に関与する活性酸素の働きを阻害する作用があるビタミン B_2 の含有量は、キノコ類ではトップクラス。

体の免疫力を高め、がん細胞を攻撃し、がん細胞の増殖を抑制する働きがあるとされるβ-グルカンも豊富です。

無塩の味方です　キノコの煮物

低カロリーで栄養豊富。食物繊維もしっかり入っている健康食品がキノコ。しかもカリウムが豊富に含まれているので、ナトリウムを外に出す、無塩の強い味方なのです。

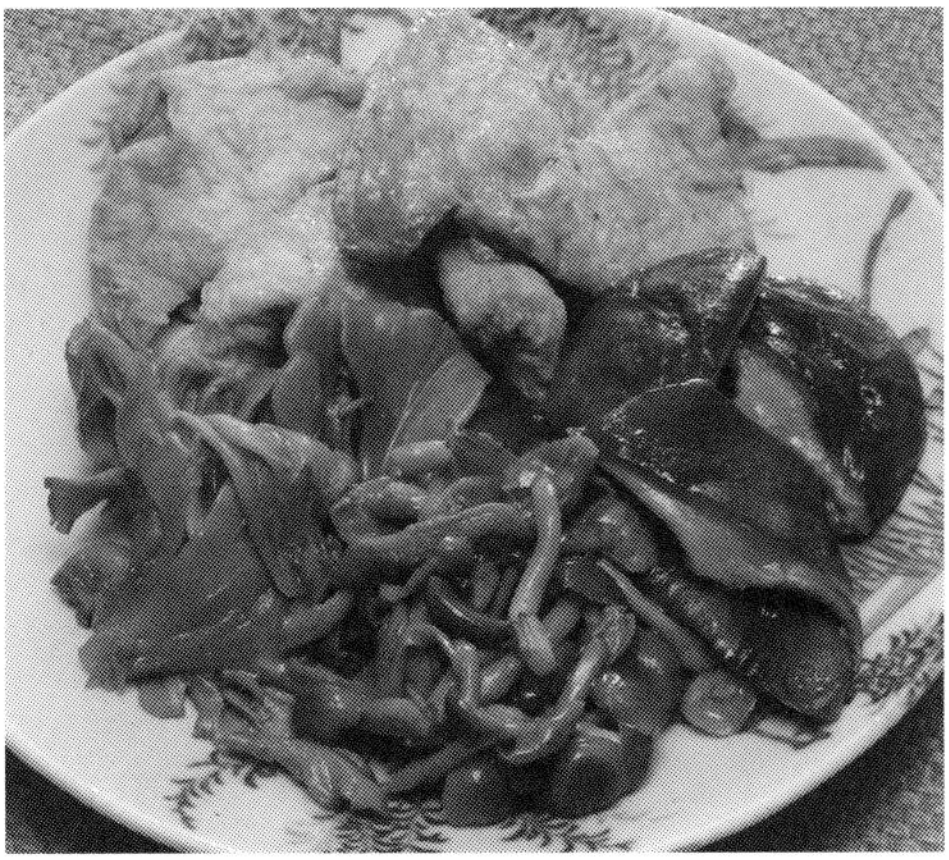

材料（４人分）

シイタケ	３枚
シメジ	30g
マイタケ	30g
油揚げ	３枚
だし汁（つくり方 P36）	２～３カップ
黒砂糖	大さじ１
みりん	大さじ２
酒	大さじ１

つくり方

①シイタケ、シメジ、マイタケは石突きを取り、食べやすい大きさに切る。

②油揚げは、食べやすい大きさに切る。

③鍋にだし汁、シイタケ、シメジ、マイタケ、油揚げを入れ、黒砂糖、みりん、酒を加え、中火で煮る。ふいてきたら弱火にし、やわらかくなったら火を止める。

メモ

わが家のような少ない人数だと、調理には保存が必須です。冷蔵庫があるとはいえ、２～３日、できれば４～５日は保存したい。そんなときは、黒砂糖の量を少し増やします。

また、黒砂糖は、できあがりが茶色になるので、色的にもおいしそうです。

旨みが体にしみる　いため根菜汁

無塩初心者にとっては、塩、しょうゆ、みそがなければおいしくないのが汁物。一たれのしょうゆがあればと思うようでは、まだまだ味音痴。舌の感度が悪いというしかありません。コンブとシイタケのだし汁のおいしさがわかるようになれば、しめたもの。ゴマ油の香りや野菜の旨みが体にしみていくことでしょう。

材料（4人分）

ハヤトウリ（またはダイコン）……150g
ニンジン……1/2本
ゴボウ……1/3本
ハクサイ……1枚
ネギ……1本
油揚げ……1枚
モヤシ……100g
シメジ……1/3パック
ゴマ油……大さじ1
コンブとシイタケのだし汁（つくり方P36）……3カップ
コショウ……適宜

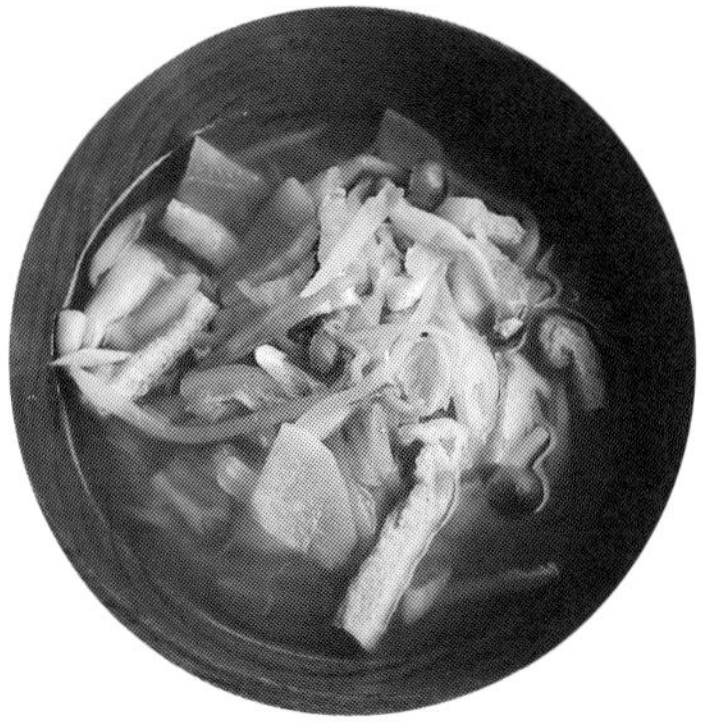

つくり方

①ハヤトウリ（またはダイコン）とニンジンは、いちょう切りにし、ゴボウはささがきにする。ハクサイは、ざく切りにする。ネギは斜め切りにする。

②油揚げは短冊切りにする。モヤシは洗い、ざるに上げる。シメジは、根元を切り落とし、ほぐす。

③鍋にゴマ油を入れ、①をいためる。

④コンブとシイタケのだし汁を加え、②を加えて煮る。

⑤好みでコショウを加える。

メモ

家族は、一味トウガラシを使います。トウガラシの香り、辛さが、無塩の味気なさをかなり補ってくれるようです。

甘みが生きた　サツマイモのサラダ

サツマイモのビタミンCの量は、イモ類ではトップ。サツマイモ１本でリンゴの約7倍の量を含んでいます。ビタミンCは加熱すると壊れやすい栄養素。しかし、サツマイモに含まれるでんぷんがビタミンCを守ってくれるため、サツマイモのビタミンCは加熱しても壊れにくいのです。

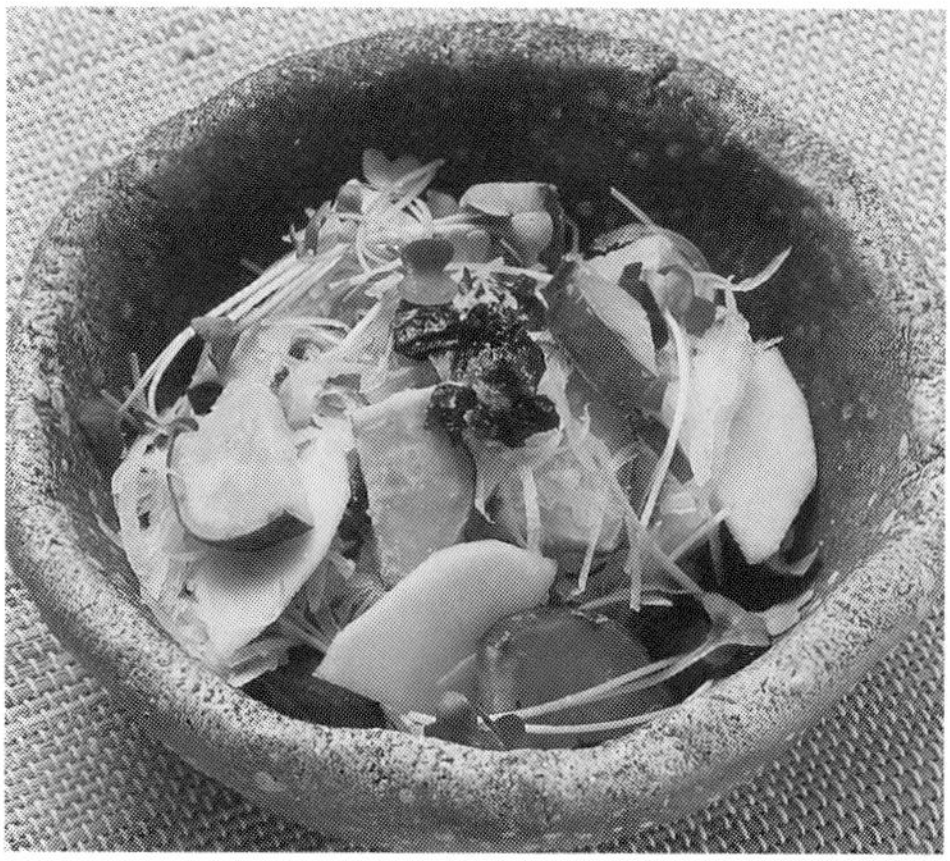

材 料（４人分）

サツマイモ……１本
タマネギ……半個
リンゴ
（またはカキ、ナシ、バナナなど）
……半個
プルーン……適宜
カイワレ菜……少々

つくり方

①サツマイモは1㎝厚さのいちょう切り、タマネギは薄くスライスする。リンゴは皮をむき、薄いいちょう切りにする。
②サツマイモを少量の水で蒸し煮にし（または蒸し）、煮汁がなくなるまで熱する。刻んだプルーンとタマネギ、リンゴを混ぜ、カイワレ菜を散らす。

メモ

サツマイモの甘みがタマネギでいっそう生きたサラダです。ドレッシングをかけるなら、エゴマドレッシング（P32）がおすすめ。

おしゃれな キノコのカレー

ちょっとおしゃれなカレーを食べました。キノコやカボチャ、ブロッコリーが素揚げされていて、カレー汁に盛りつけてあります。

なかなか楽しい盛りつけと感心し、早速つくりましたが、「ブブー」

「まずい！」「こんなのカレーじゃない」など不評。家族は皆、超保守！

キノコもカボチャもブロッコリーも、どこにあるのかわからないような煮込みカレーが好きなんですね。がっかりです。

材料（4人分）

ブロッコリー	1/3個
カボチャ	1/4個
ニンジン	1/2本
タマネギ	1個
シメジ	20g
マイタケ	20g
エリンギ	20g
シイタケ	20g
オリーブ油	大さじ3
だし汁（つくり方P36）	3カップ
トマト缶詰	1缶
小麦粉	大さじ2
豆乳	1カップ
黒砂糖	大さじ2
カレー粉	適宜
香辛料（コショウ、ゲッケイジュの葉、オレガノなど）	適宜

つくり方

①ブロッコリーは小房に切り分け、カボチャとニンジンは一口大、タマネギは薄くスライスする。

②鍋にオリーブ油大さじ2を入れ、半量のタマネギをいため、シメジ、マイタケ、エリンギ、シイタケ、ブロッコリー、カボチャ、ニンジンを加えていためる。だし汁と缶詰のトマト、ゲッケイジュの葉を加えて煮る。

③残りの半量のタマネギは、オリーブ油大さじ1で弱火でいため、透明になったら小麦粉を加えてよくいためる。そこへ豆乳を少しずつ加えて混ぜる。

④②に③を加え、黒砂糖、カレー粉とコショウ、オレガノなどの香辛料を加えて煮込む。

メモ

無塩なので、香辛料を気持ち多めにしてください。コショウ、カレー粉を、辛めにすることで、無塩がやわらぎます。

乙な味 カボチャのプディング

日本では冬至にカボチャを食べる風習が全国各地にありますが、この風習は江戸時代の記録にはなく、明治時代以降の風習のようです。

カボチャが渡来し、この地に根付き、また日本じゅうの人たちの味覚にはまった陰には、女性の力が大きかったことでしょう。昔から女性が好きなものとして、「芝居、こんにゃく、イモ、タコ、南瓜」が挙げられているのも、その証拠。

確かに私は大がつくほど好きなのに、夫は嫌いです。敗戦後の物不足のときに、それぱかり食べさせられ、もう一生分食べたから、見るのもいやとのこと。でも、義母は大好きです。

たくさん食べても好きな人と、いやになる人がいるのですね。だから、プディングは、カボチャでつくったと言わないこと。黙って出せば、「乙な味」とおいしく食べます。

材 料（４人分）

カボチャ	500g
ハチミツ	大さじ４
卵	２個
豆乳（牛乳）	50mℓ
ナツメグ、シナモン	各適宜

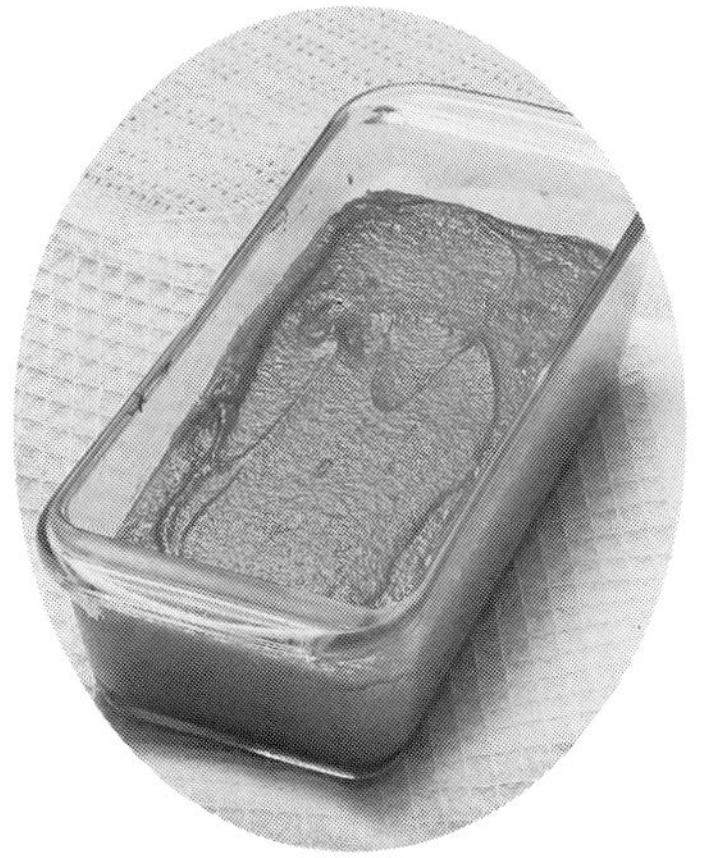

つくり方

①カボチャは蒸して皮をむき、裏ごししてボウルに入れる。ハチミツ、卵、豆乳（または牛乳）、ナツメグ、シナモンを入れて混ぜ合わせ、型に入れる。

②２００度のオーブンで20〜30分ほど焼く。

メモ

卵と牛乳にアレルギーをもっている人は、クズや片栗粉、コーンスターチを使ってつくり、冷やして固めます。

口福の　クリとキノコのグラタン

私たち、クリに異常なほど感応していませんか？　友人たちを呼んで、普段食べているようなものばかりですが、いろいろおかずを並べたところ、カボチャとアズキとクリを入れた煮物に、最高得点が与えられました。「クリが入っていた!!」というわけです。何人かで、クリを分けて食べたそうです。

人数が多かったので、クリをたくさん入れなかったのが、よかった？　のかもしれません。入っていると思わなかったものに入っていた喜びなのかなと思っていますが、どうでしょうか。

というわけで、グラタンにクリを入れてみました。さあ、どうでしょうか。

材料（2人分）

クリ	8個
シイタケ	50g
タマネギ	半個
オリーブ油	大さじ1
小麦粉	大さじ1
豆乳	1/2カップ
ピザ用チーズ	50g
パン粉	大さじ2

つくり方

①クリは、鬼皮をむき、次に甘皮ももむく。

②シイタケは薄切りにする。タマネギも薄切りにする。

③鍋にオリーブ油をひき、タマネギをいため、小麦粉を加え、豆乳を少しずつ加え、ルーをつくる。

④グラタン皿にオリーブ油（分量外）を塗っておく。クリとシイタケを入れ、③を加え、チーズをのせてパン粉をふり、200度に熱したオーブンで15分ほど焼き色がつくまで焼く。

メモ

薄切りのタマネギは、透明になるまでいためるのがコツです。甘くおいしく舌触りが滑らかなグラタンになります。

大満足　サツマイモのコロッケ

サツマイモは、繊維質が多いことでよく知られています。体内でも消化されず、水分の保有率も高いので、排泄を促してくれます。また、切った断面から白い汁が出てきますが、これはヤラピンといい、緩下《かんげ》作用があることがわかっています。便秘の人がすがりたくなりますよね。

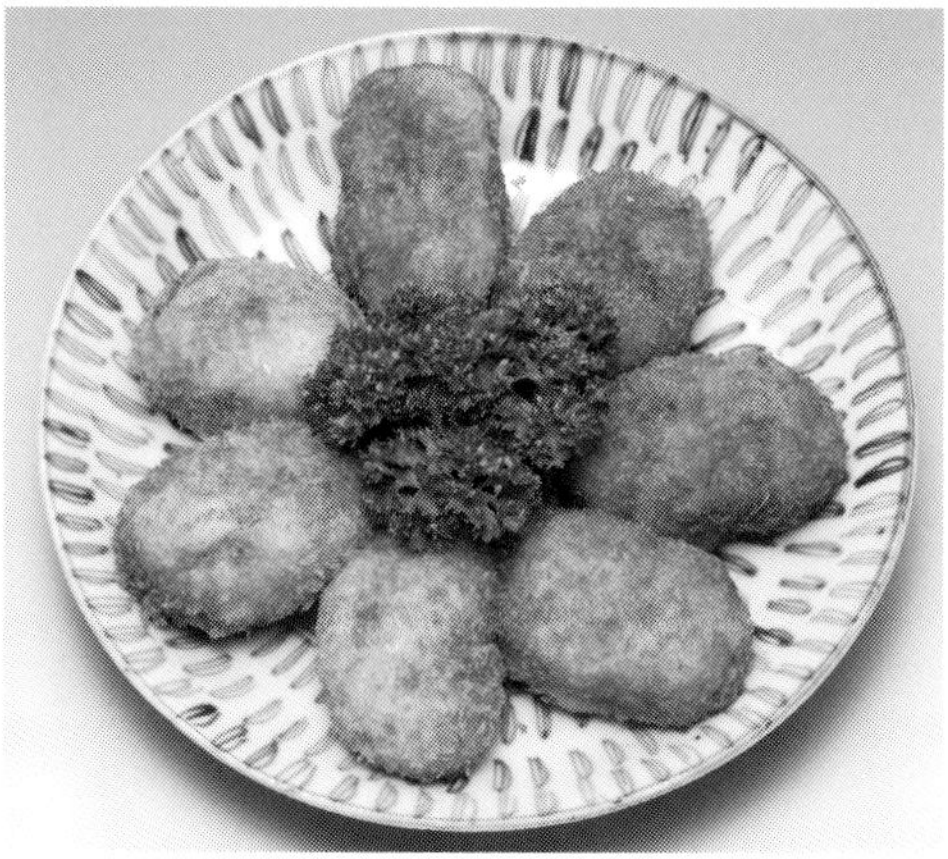

材料（４人分）

サツマイモ	500g
タマネギ	100g
ピーマン	70g
ニンジン	30g
オリーブ油	小さじ１
小麦粉	適宜
卵	１個
パン粉	適宜
揚げ油	適宜

つくり方

①サツマイモはよく洗い、皮ごとゆでて（蒸してもよい）ざるに上げ、皮をむき、つぶす。

②タマネギ、ピーマン、ニンジンはみじん切りにし、オリーブ油でいためる。

③①と②をよく混ぜて、７等分にし、丸めて小判形に形をととのえる。

④③に小麦粉、溶いた卵、パン粉の順に衣をつけ、揚げ油で揚げる（または、２００度のオーブンで焼き色がつくまで焼く）。

メモ

練りからしは、ソース味がなくても大いなる味方。練りからしソース（P33）がおすすめですが、パセリソース（P33）やスイートチリソース（P34）などもおすすめです。香辛料は、無塩食の強い味方です。

味覚の競演 キノコの蒸し野菜

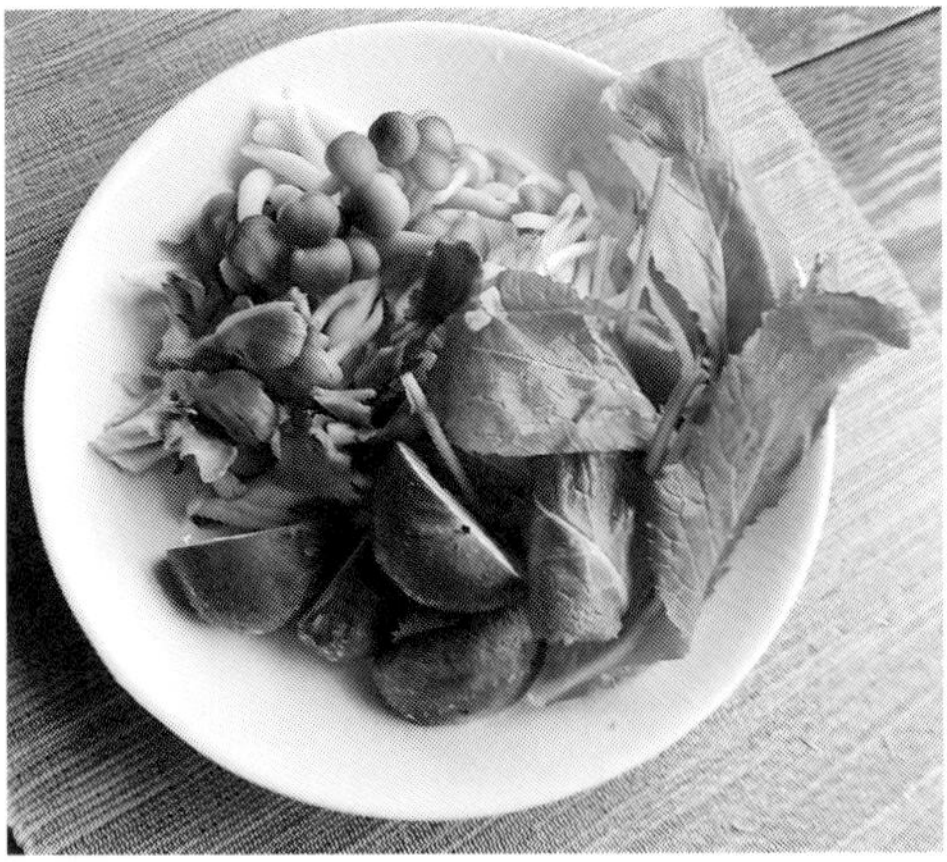

秋の味覚の王様たちを一皿に盛りつけて、マイタケはマイタケの香り、シメジはシメジの味、シイタケはシイタケの旨み。みんな違ってみんないい、としみじみ思う秋の蒸し野菜です。

材料

マイタケ
シメジ
シイタケ
モヤシ
青菜……………………各適宜

つくり方

①マイタケ、シメジ、シイタケは石突きを取り、洗う。

②モヤシは洗って水けをきる。青菜は洗って、食べやすい大きさにちぎる。

③材料を皿に盛り、蒸し器で蒸す。またはラップをかけ、電子レンジ600Wで5～6分加熱する。

メモ

たとえ食用キノコであっても、どんな料理にも合う万能型とせまい料理法にしか向かない限定型があるとか。消化のよくないキノコと知らずについ食べ過ぎ、下痢を起こしたりする例もあるようです。

その点、マイタケやシメジなど香りを尊ぶキノコは淡泊な料理によって生かされます。旨み成分とも直結する多くの消化酵素を含んでいるため、消化のよいキノコの代表にもなっているそうです。

なお、モヤシは、家計のお助けマン。安価で、どんな料理とも相性抜群。強い個性がないよさにいつも助けられています。

納得の味　ダイズのキッシュ

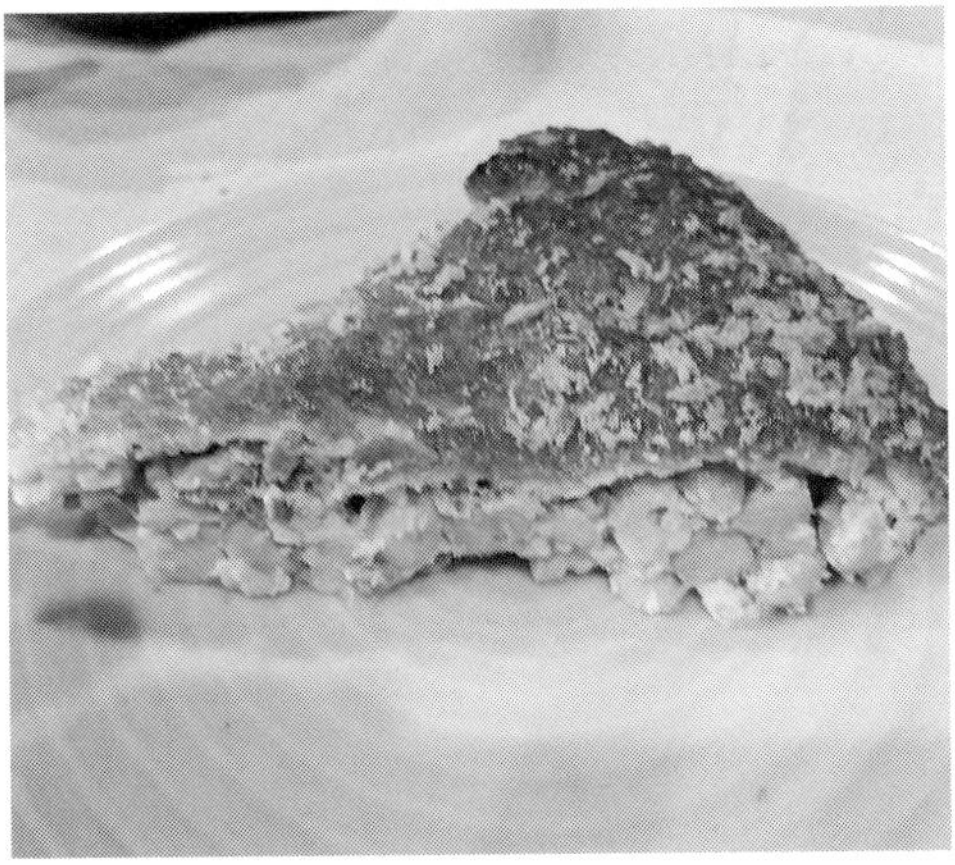

若い人に不人気な豆類をどうしたら食べてもらえるかと考え、つくってきました。でも、最近は、豆類は人気のようです。高タンパク、低エネルギーが知れわたり、肥満防止になるなどと、サラダにもピザパイ、スパゲッティなどにも、豆が入っているメニューが目につくようになりました。

スーパーにも、豆の缶詰やパック詰が並んでいます。缶詰やパック詰の豆類を利用して、手軽につくってほしい一品です。

材料（４人分）

ダイズ……200g
ピーマン……２個
生クリーム……１箱（200㎖）
卵……５個
パン粉……適宜
香辛料（コショウ、ジンジャー、セージ、コリアンダー、バジルなど）……適宜

つくり方

①ダイズはたっぷりの水で煮て、ざるに上げ、水けをきる。
②ピーマンは、みじん切りにする。
③生クリームと卵を混ぜ、香辛料を入れる。
④耐熱皿にダイズとピーマンを入れ、③を流し入れ、表面にパン粉を散らす。
⑤１９０度のオーブンで25〜30分焼く。

メモ

ダイズに限らず、黒豆、金時豆、ヒヨコ豆、どの豆でつくってもおいしいです。

リンゴとサツマイモの重ね煮

材料（4人分）

リンゴ	1個
サツマイモ	1本（200g）
レーズン	大さじ3
ラム酒	大さじ1
砂糖	30g
シナモン	少々

アメリカやヨーロッパを歩くと、寺院や墓地、修道院、街中で、植えてあるリンゴによく出会います。「勝手にとりなよ」みたいな感じですが、「食べていいか」と聞いたら、「どうぞ」と言われました。小さくて、貧弱ですが、そのまま皮ごとかじれるリンゴは新鮮です。思ったよりおいしくて、2〜3個ポケットに入れました。

栄養は、皮に近いところに多く含まれるので、丸かじりがいちばんですが、日本はりっぱな大きなリンゴにするために、かなり多くの農薬を使うので、丸かじりはためらわれます。それでも、焼きリンゴや、重ね煮は、皮ごと調理して、皮の旨みと栄養もいただきたいものです。

日本でも、皮ごと食べられる、農薬最小限のリンゴも、つくってもらいたいものと、思います。

つくり方

①リンゴは皮のまま薄切り、サツマイモは薄切りにし、水にさらす。

②レーズンは熱湯をかけ、ラム酒につけておく。

③リンゴとサツマイモは水をきり、レーズン、砂糖、シナモンを加え、容器に重ねる。ラップをかけて電子レンジ600Wで7〜8分加熱する。

メモ

「1日1個のリンゴは医者を遠ざける」と昔からいわれてきましたが、食物繊維やビタミンC、ミネラル、カリウムが豊富です。リンゴポリフェノールには脂肪の蓄積を抑制する効果があるといわれ、肥満防止に人気が高まっています。

大勢のときに　野菜の鉄板焼き

家族や友人が大勢集まるときには、準備がいらない鉄板焼きに決めています。好きなものを好きなだけ食べられるのが魅力です。また、味つけも、無塩を来客に押しつけるわけにいかないときに、無塩の人は無塩、ダイコンおろしとしょうゆがいい人はしょうゆを入れ、焼き肉のたれがいい人は、それにと、それぞれに味つけができるのも、ありがたい点です。

材料（4人分）

シイタケ	4枚
ズッキーニ	1/2本
ナス	1個
トマト	2個
ピーマン	2個
キャベツ	4枚
ジャガイモ	3～5個
ダイコン	10㎝

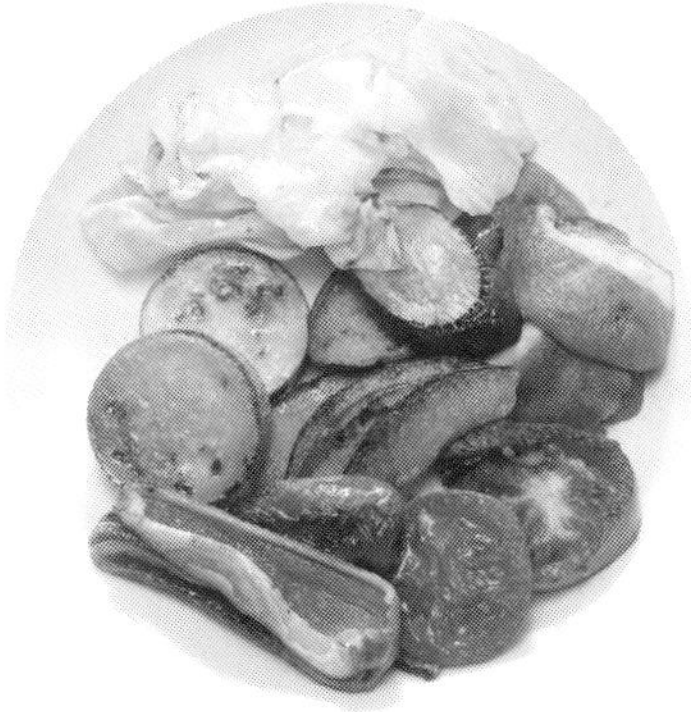

つくり方

①シイタケは石突きを取り、半分に切る。ズッキーニは1㎝幅に切り、ナスは食べやすい大きさに切る。トマトは2㎝厚さに切る。ピーマンは縦に4等分、キャベツは四つに切る。ジャガイモは1㎝厚さに切る。

②ダイコンは、すりおろす。

③鉄板に野菜を並べ、焼けたものからダイコンおろしで食べる。

メモ

ダイコンおろしで食べる肉なし鉄板焼きは、わが家の定番料理。若い年代の甥っ子や姪っ子にも「ヘルシー！」と評判です。世間様で大流行りの肉、肉、肉料理、濃い味つけの鉄板焼きに、相当うんざりしているのでしょうか。

ただ、野菜を食べる量は、半端じゃないので、かなり多めに用意しておく必要があります。

胃腸に優しい 青菜の雑炊

断食を初めてしたのは、大阪府八尾市の甲田医院でした。甲田光雄医師の指示で、五分がゆと豆腐の食事が1日1回で1週間。続いて三分がゆだけを食べるのが1週間。その後、お澄まし汁を飲む断食を1週間。断食が終わると、ようやく1日1食の三分がゆ。

七日間固形物を食べないでいたのですから、舌にのせた味と香り、旨さは格別でした。今まで体験したことがない五臓六腑にしみわたる食をこの身で味わいました。

雑炊は、おかゆにさらにさまざまな具材を入れたもの。おいしく、胃腸に優しく、また寒くなる季節に体が温まるのですから、これ以上の献立はありません。

材料（2人分）

青菜（セリ、ミツバなど）……20g
ごはん……150g
だし汁（つくり方P36）……2～3カップ
卵……1個

つくり方

①青菜を細かく刻む。
②鍋にだし汁を入れて火にかけ、煮立ったらごはんを加え、再び煮立ったら火を弱め、絶えず混ぜる。
③トロリとしてきたら、卵を入れて混ぜ、細かく刻んだ青菜を散らして、火を止める。

メモ

ネギや根ショウガ、ユズなどを加えることで、おいしさがぐんとアップします。ごはんは、さらりと仕上げたいときは、あまり煮込まないようにします。

わが家は、毎朝玄米ごはんですが、秋から冬にかけては土鍋で熱々の雑炊にして食べています。

緑黄の彩り　青菜のカボチャあえ

彩りが美しいあえ物です。カボチャの皮の緑色も気になりません。青菜もカボチャもあえると、ボリューム感がある一品になります。

自然な甘さでじゅうぶんと思いますが、物足りない人は小さじ1程度のハチミツを加えてください。

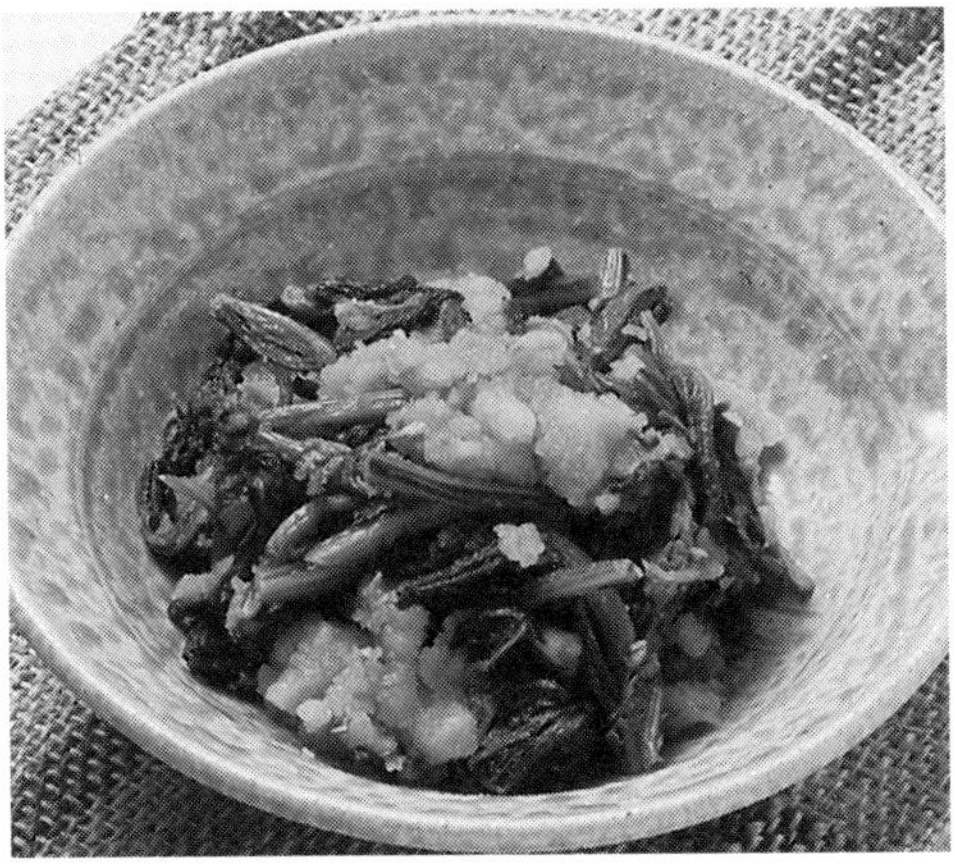

材料（４人分）

カボチャ……100g
ホウレンソウ（またはコマツナ）
……１束（270g）
ハチミツ……小さじ１（好みで）

つくり方

①カボチャは蒸し煮して、つぶし、好みでハチミツを入れ、甘みをつける。

②ホウレンソウ（またはコマツナ）は熱湯でゆで、水にさらし、水けを絞って3㎝長さに切る。

③ホウレンソウ（またはコマツナ）をカボチャであえる。

メモ

カボチャは緑黄色野菜、カロテン、ビタミンB群を多く含んでいます。またビタミンCも豊富です。

さらにカリウムをたくさん含んでいるので、ナトリウムを排泄する働きがあり、高血圧にも効果があります。

薬味を効かす　揚げ出し豆腐

甲田療法を教えていただいた日から、海外へ出かけるときを除き、毎日必ず豆腐を食べています。普段は肉や魚を食べないので、納豆や豆腐は、数少ないタンパク源です。

でも寒くなってくると、冷たい豆腐をきつく感じるときがあります。そんなときは、湯豆腐や揚げ出し豆腐がおすすめです。多めにつくって、おでんや煮物に入れたりもします。

材料（4人分）

豆腐……1丁
片栗粉……適量
揚げ油……適量
だし汁（つくり方 P36）……1カップ
みりん……大さじ1
ダイコンおろし……適宜
ネギ小口切り……適宜
根ショウガすりおろし……少々

つくり方

①豆腐はふきんまたはキッチンペーパーで包み、水けをきる。
②豆腐を食べやすい大きさに切り分け、片栗粉をまぶす。
③揚げ油を熱し、②の豆腐を入れて揚げる。きつね色になったらキッチンペーパーにのせて余分な油をきる。
④鍋に、だし汁とみりんを入れ、沸騰させる。
⑤器に豆腐を入れ、④を注ぎ、ダイコンおろし、ネギ小口切り、根ショウガすりおろしを添える。

メモ

揚げ油ですが、サラダ油やてんぷら油ではなく、バージンオイルの菜種油やオリーブ油を使います。

菜種油やオリーブ油は、そのまま種を炒って搾れば油になりますが、例えば、ひまわり油とか米油などは、一見よさそうに見えても、高熱、化学処理などの工程を経ないと食用油になりません。高熱がかかり、化学処理がされれば、油は変質しやすくなります。

バージンオイルは、安定した油ですから、品質も安定して変わりません。

飲みやすい　ニンジンジュース

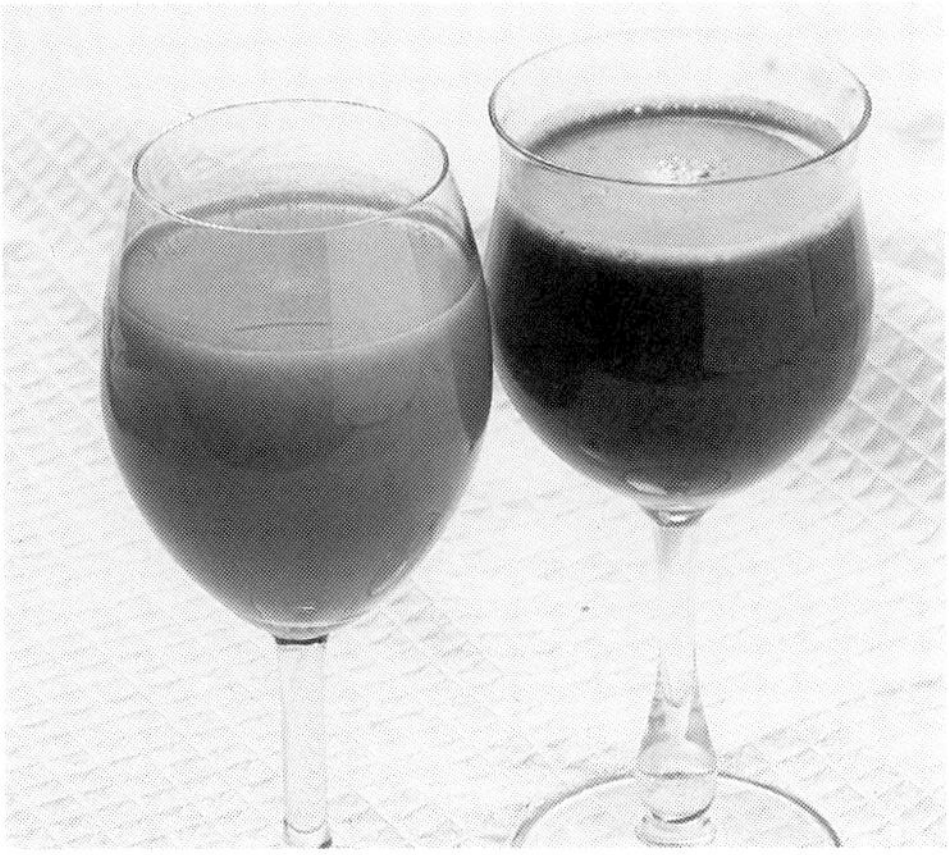

ジューサーでつくります。材料の重さを正確に計ってつくる必要はありません。ニンジンに少しのリンゴとレモンを入れると考えてください。

ニンジンのにおいや味がどうしても苦手だという人は、レモンやミカンを多めに入れてみてください。においなどがやわらぎ、だいぶ飲みやすくなると思います。

レモンは、加えることでジュースを飲みやすくするばかりではなく、ビタミンCが壊れるのを防ぐ働きもあります。

材料（約300mℓ分）

ニンジン………３～４本（約450g）
リンゴ…………半個～１個（約200g）
国産レモン……………………1/4個～半個

つくり方

①ニンジンは皮をむかないで、ジューサーに入る大きさに切る。リンゴは農薬が心配なので皮をむき、ジューサーに入る大きさに切る。レモンは（国産無農薬のものなら皮はむかなくてもよい）薄切りにし、種を取る。

②ニンジン、リンゴ、レモンの順に次々にジューサーに入れて搾る。

③できたものは、できるだけすぐに飲む。

メモ

一日に1～2ℓ飲むのが星野式ゲルソン療法の基本ですが、夫は朝1ℓを目安につくって一日分を持ち歩きますが、その場合は、レモンを多く入れます。

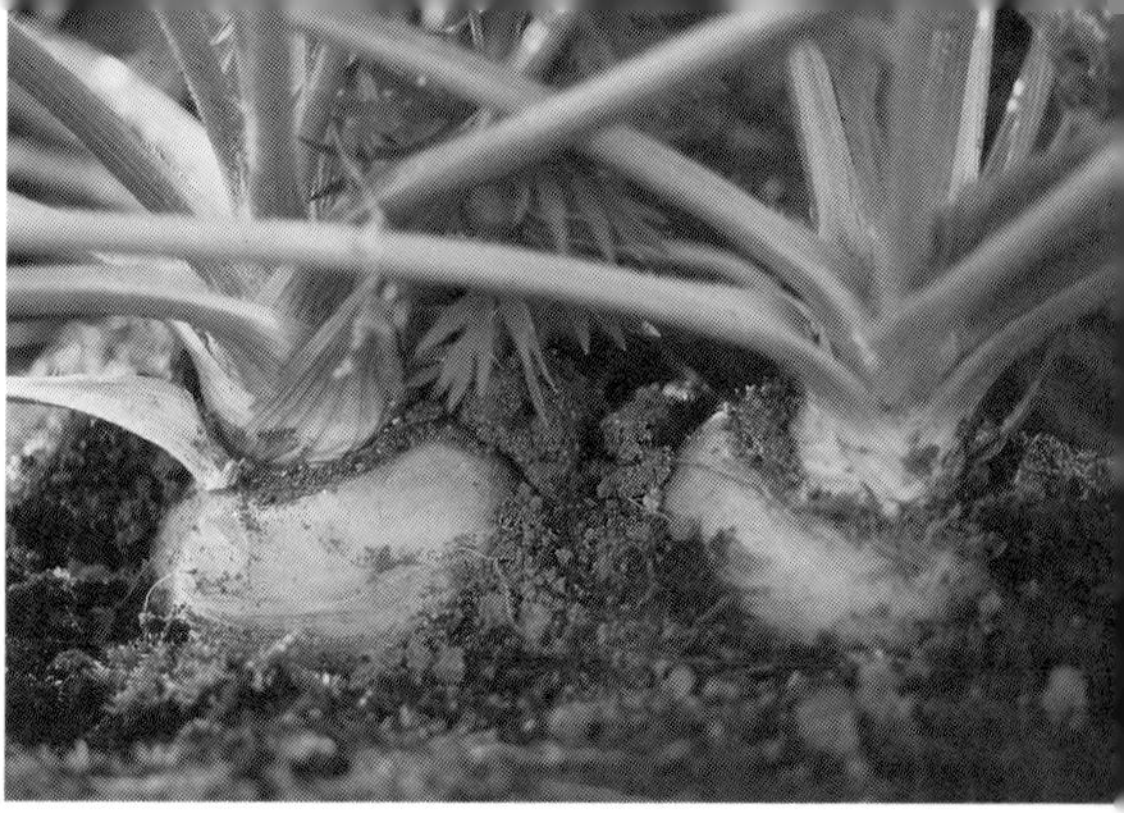

β - カロテンを豊富に含むニンジン

冬　養生食へのいざない

寒い日々が続くと、体も心もこぢんまりとしてきます。だから食べるものは熱々のものを。体がのびのび。心は広々してきます。

いつも食べるごはんと納豆も、土鍋に入れて納豆おじやにしたら、ネギと卵を落とすだけで、満足感が１２０％。どんな高級懐石料理よりもおいしくなるのですから不思議です。

◆無塩のコツ

①熱々、温かいのは、塩味がない調理を補います。やはり塩が欲しいと思ったら、ユズやコショウを加える、ニンニク、根ショウガを加えるなど、体を温める刺激物を大いに活用してください。

②お節料理をはじめとして、冬においしいのが漬け物。漬け物に必要なのは、塩。というわけで、ついつい塩分量が増えるのは冬です。わが家では、塩で漬けたハクサイを水につけ、塩分を抜いていたためたり、酢を加えたりして食べます。せん切りのニンジンを塩漬けし、それを水につけて塩抜きしてから、砂糖やハチミツで味をつけます。

甘みが広がる 冬の蒸し野菜

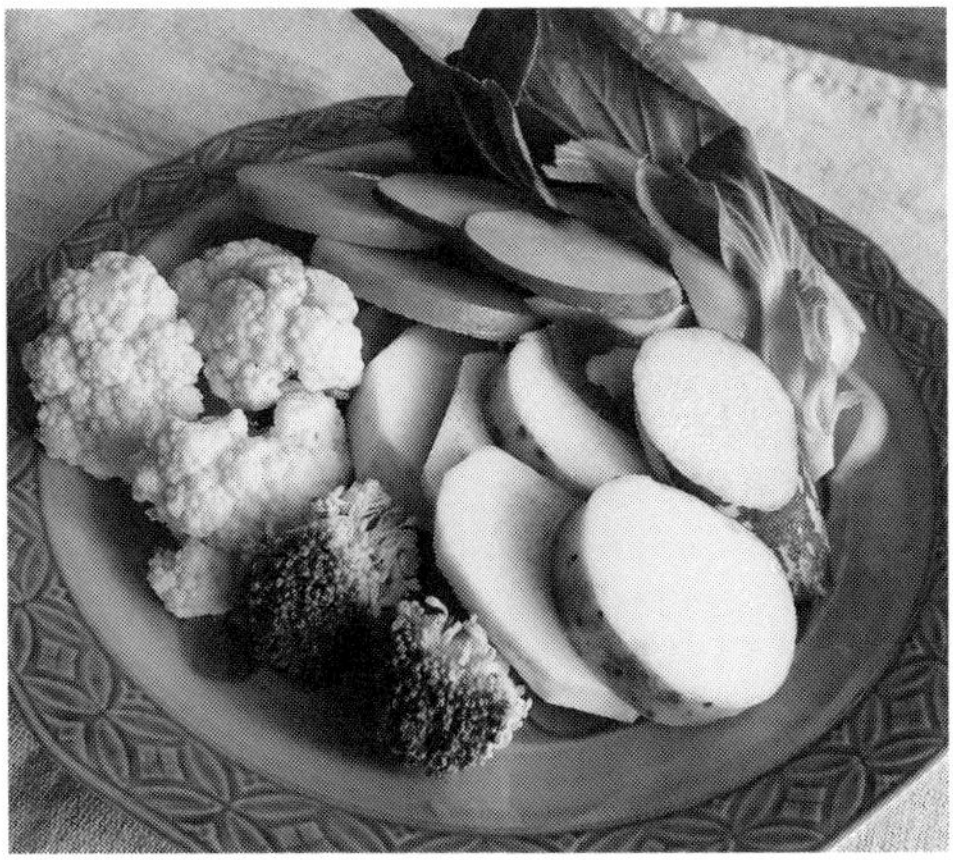

寒くなってくると、とびきりおいしくなるダイコンやニンジン、イモ類などの冬野菜。ただ蒸しただけ、レンジでチンしただけで、深い甘みが広がります。寒さに耐える体をつくってくれるのでしょう。

蒸し野菜で、いちばんおいしいと思うのは、サツマイモ。甘さとねっとりした食感に五感が揺さぶられます。

材料

赤ダイコン
ニンジン
サツマイモ
ヤマイモ
サトイモ
ブロッコリー
カリフラワー
チンゲンサイ……………………各適宜

つくり方

①赤ダイコン、ニンジンは５㎜幅の薄切りにし、サツマイモ、ヤマイモ、サトイモは１㎝幅に切る。

②ブロッコリーとカリフラワー、チンゲンサイは、小房に分ける。

③材料を皿に盛り、蒸し器に入れて蒸す。または、ラップをかけ、電子レンジ６００Ｗで５～８分加熱する。

メモ

ドレッシング（Ｐ22、Ｐ31～32）やソース（Ｐ24、Ｐ33～35）で食べます。慣れてくると、そのままでもおいしく食べられるようになります。

鍋の王様 しゃぶしゃぶ

冬といえば、鍋。つくる手間が少なくてすむし、熱々を食べるおいしさ、また一人でも大人数でも大丈夫な調理法は無敵。とりわけ、このしゃぶしゃぶは、鍋の王様です。

薄い牛肉をしゃぶしゃぶする前に、まず細切りのダイコンをしゃぶしゃぶ、次にハクサイ、そしてネギ、モヤシ、エノキダケと野菜尽くしでいきます。

最後に牛肉です。煮汁が肉臭くなるのがいやな家族に好評ですし、牛肉の量がきわめて少なくてすむ、お得な料理法でもあります。

材料（4人分）

ダイコン	20㎝
ハクサイ	1～2枚
ネギ	1本
モヤシ	1袋
シラタキ	200g
エノキダケ	1束
牛肉（しゃぶしゃぶ用）	100～200g
だし汁（P36）	4カップ（目安）
ユズ	1個
根ショウガ	1かけ
ニンニク	1かけ
酢	適宜
ハチミツ	適宜
好みのソースまたはドレッシング（つくり方P31～35）	適宜

つくり方

①ダイコンは10㎝長さに細切り、ハクサイは10㎝長さに細切りする。ネギは斜め細切りにする。モヤシは洗って、ざるにとる。シラタキは熱湯で湯がいてあくを取り、食べやすい長さに切る。エノキダケは石突きを取り、半分の長さにする。

②鍋にだし汁を入れ、沸騰したら、ダイコン、ハクサイとしゃぶしゃぶして、煮えたものから熱々を食べる。

③すりおろしたユズ、根ショウガ、ニンニク、また一味・七味トウガラシなどを加えて、好みのソース（P33～35）で食べる。あるいは、酢にハチミツを加えたものでもおいしい。

メモ

わが家は皆あっさり好き。シンプルが好きで、ちょっと物足りないほど。実は私は、白すりゴマにハチミツを加えた、濃厚なたれ（P34）などが、好きなのです。

カボチャとプルーンの煮物

プルーンのほか、リンゴジュースや黒砂糖で甘みをつけます。プルーンは、カボチャの旨みを上手に引き出してくれる、縁の下の力持ちです。

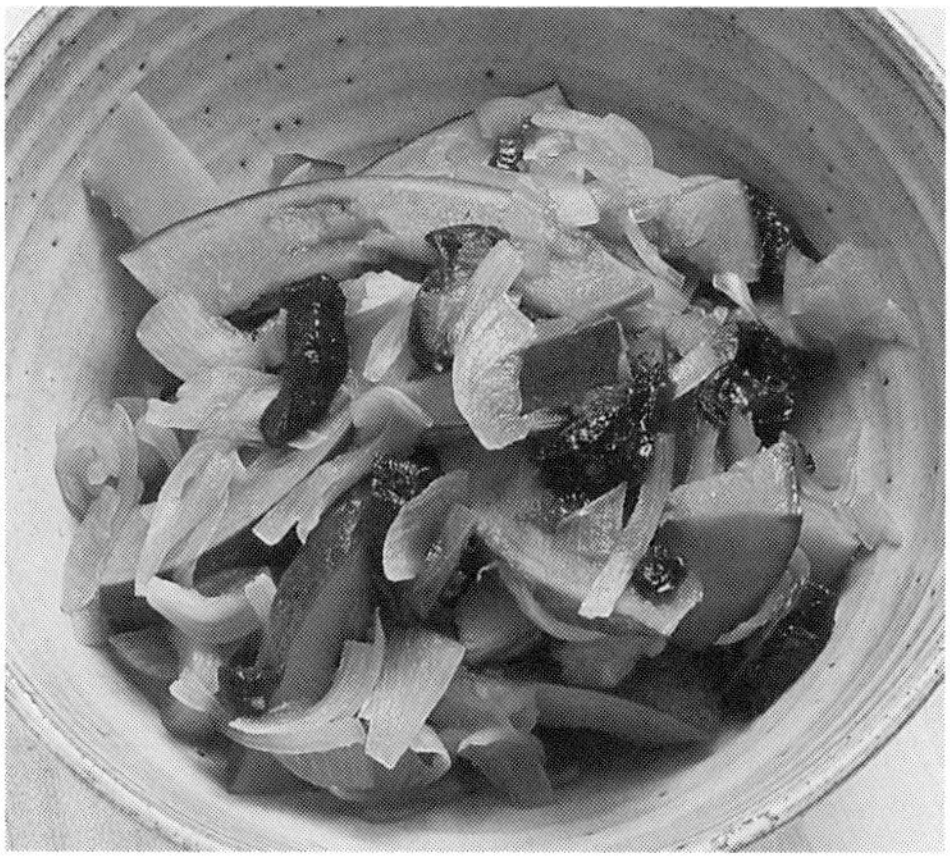

プルーンや干しブドウは添加物のないもの、油分が使われていないものを選びます。油分が使われているものなら、ゆでこぼして使います。

材 料（4人分）

カボチャ……………………半個（400g）
プルーン（種を取って）または
　干しブドウ……………………50g
タマネギ……………………１個
リンゴジュース（国産のものがよい）
　……………………１カップ
黒砂糖……………………大さじ１

つくり方

①カボチャは種を取り除き、１㎝厚さに切る。タマネギ、プルーンは薄切りにする。

②鍋に①、リンゴジュース、黒砂糖を入れ、弱火で蒸し煮する。

メモ

２０１１年の大震災のあと、放射能が怖くて畑は放置、一切なにもつくりませんでした。ところが、なにも植えない畑に、縦横無尽にツルを伸ばしてカボチャだけがたくさん収穫できました。ゴミとして捨てた種から出てきたのです。

そのカボチャのセシウムを測定したところ、ゼロでした。驚きでした。土壌の表面には確かにセシウムがあったはずなのに、植物はそれを摂りこまずに生長できたのでした。おいしいカボチャでした。

満足度の高い　豆乳鍋

豆乳が苦手、嫌いな人も結構います。においがいやだ、味がいやだなど、それぞれですが、そのまま飲むのが苦手でも、鍋にしたら、また別です。どんな苦手な人もはまります。ダイズは高タンパク、低カロリー。

またコレステロールの低下作用があることが知られています。豆乳には、大豆イソフラビンが含まれ、ポリフェノールの一種ですが、骨粗しょう症予防、抗動脈硬化作用、更年期障害の緩和などにも効果があるとされています。

材料（4人分）

豆乳	300mℓ
ハクサイ	3枚
ダイコン	20㎝
ネギ	1本
エノキダケ	1束
シメジ	1パック
シイタケ	5枚
春雨	40g
タラ切り身	2切れ
コンブ	20㎝
ユズ、根ショウガなど	適宜

つくり方

①ハクサイ、ダイコン、ネギは、食べやすい長さに細く切る。エノキダケ、シメジは、石突きを取り、ほぐす。シイタケは、石突きを取り、1／2にする。

②春雨は、3カップの熱湯に3分浸す。

③タラは適当な大きさに切る。

④鍋にコンブを敷き、水を入れ、煮たてて、①を入れる。煮えてきたら、豆乳を加え、②の春雨と③のタラを加え、中火で煮ながら食べる。

メモ

豆乳が加えられると、栄養的にも満足度が高くなります。また、体が温まります。

すりおろしのユズ、根ショウガ、手づくり調味料（P31～35）、または、酢などで食べてもおいしいです。

具も汁も無塩のおでん

揚げボールや魚のすり身など、市販のおでんの材料には塩が入っています。

そこで塩由来の病と縁を切るため、油揚げにひき肉などを詰めて具を工夫。塩漬け状態を脱却することにしたのです。

材料（４人分）

ダイコン	500g
ニンジン	250g
ジャガイモ	300g
ちくわぶ	１本
はんぺん	１枚
こんにゃく	１枚
かんぴょう	適宜
油揚げ	２枚
油揚げに詰める材料	
赤ピーマン、ピーマン	各30g
タマネギ	50g
鶏ひき肉	100g
だし汁（P36）	６～８カップ（目安）
コンブ	20㎝
黒砂糖	大さじ３
みりん	大さじ２
酒	大さじ２

つくり方

①ダイコン、ニンジンは皮をむき、２㎝厚さに切る。ジャガイモは皮をむき、食べやすい大きさに切る。ちくわぶは斜め切り、はんぺんは4等分に切る。こんにゃくは、ゆでてあくを抜き、食べやすい大きさに切る。

②かんぴょうは、水につけて戻し、よくもみ洗いする。

③油揚げは、半分に切り、中を広げる。

④赤ピーマン、ピーマン、タマネギはみじん切りにし、鶏ひき肉とよく混ぜ合わせ、③の油揚げの中に詰める。②のかんぴょうで、詰め口を巻いて結ぶ。

⑤鍋にだし汁、ダイコン、ニンジン、コンブ、黒砂糖、みりん、酒を入れ、ジャガイモは小さなざるに入れて煮る。コンブは煮立ったら鍋から出す。

⑥やわらかくなったら、こんにゃく、ちくわぶ、はんぺん、油揚げの詰め物を入れて、味がしみるように弱火で煮る。

メモ

味は、やはり、練りからしソース（P33）など、辛めのソースで食べてみてください。

郷土食 イカニンジン

イカニンジンは、福島の郷土料理として有名。ホテルやレストランでも出され、もちろん家庭でもつくられています。わが家では、ニンジンだけを食べる人が多数で、いつもイカだけが残るので困ります。それではと、より多くニンジンを入れても、元の木阿弥。さらにニンジンだけを食べてしまうのです。

材料（4人分）

干しスルメ	1枚
ニンジン	3本
みりん	大さじ1
酒	大さじ1
ハチミツ	大さじ3
ユズ	少々

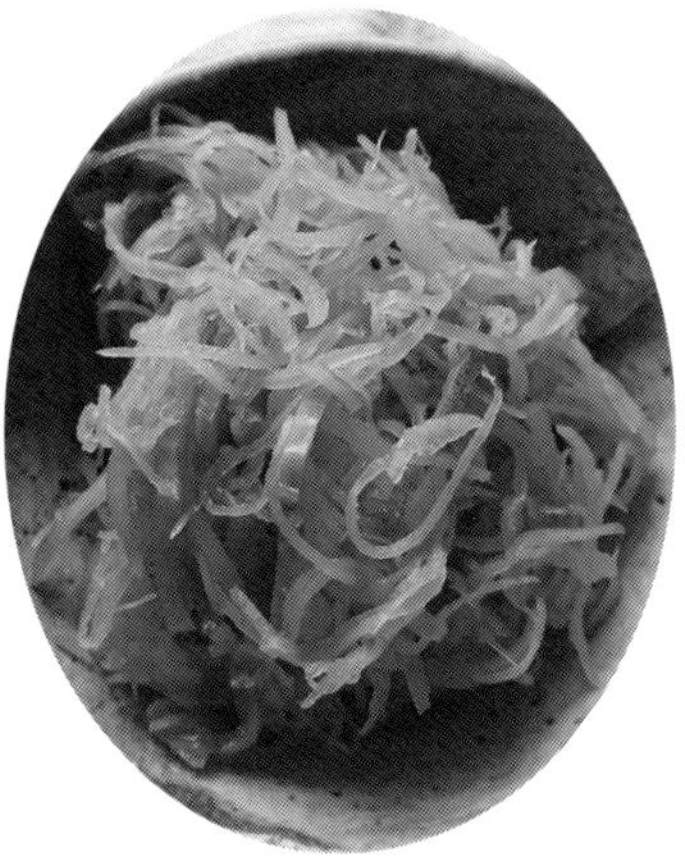

つくり方

①干しスルメは、縦半分に切り、細く切る。げそも、長さ、細さを同じようにして切る。

②干しスルメは、みりんと酒に漬けておく。

③ニンジンは、4㎝長さのせん切りにする。

④せん切りのニンジンに、ハチミツを加え、よく混ぜ、②を加えて、しばらく置き、干しスルメがやわらかくなれば、食べられる。好みでせん切りのユズを加える。

メモ

ニンジンの太さはまちまちです。せん切りではなく、少し太め、3～5㎜幅に切ってもおいしいですが、わが家は歯が悪い人がいて、細くせん切りにするのが好評です。

大好きな味　金時豆の黒砂糖煮

金時豆は、夫が幼いころから大好きなおかず。東京・本所の乾物屋さんで、そこのおじさんが煮た金時豆が、一袋10円で買えたそうです。

その一袋を家族６人で食べたというのですから、たくさん食べられたわけがありません。そのせいか、この煮豆があれば、夫はいつもご機嫌です。

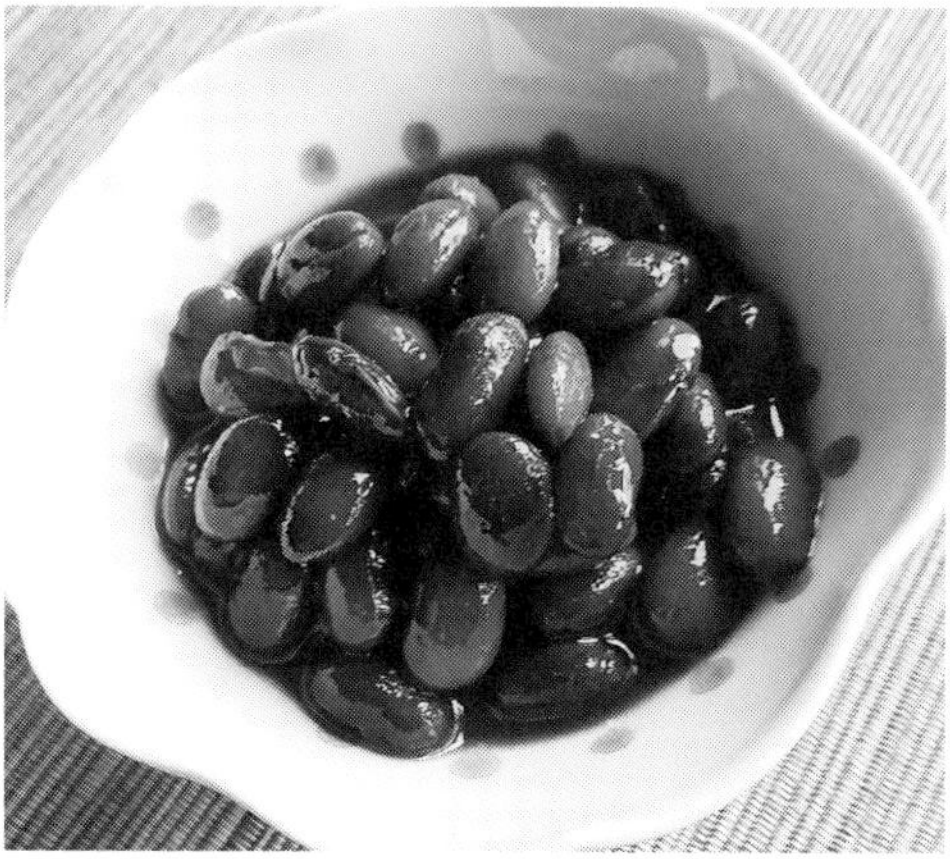

材料（４人分）

金時豆……………………………300g
黒砂糖……………………………200g

つくり方

①金時豆は、よく洗い、ボウルに入れて多めに水を加え、一晩浸ける。

②圧力鍋に①の豆と、ひたひたの水を加え、火にかけ、沸騰してノズルが動いたら、火を止めて蒸らす。圧力鍋がないときは、鍋に豆とたっぷりの水を加え、煮る。沸騰したら火を弱め、豆がやわらかくなるまでコトコト煮る。途中、水が足りなくなったら足す。

③豆が親指と人差指で簡単につぶれることを確かめ、黒砂糖を加え、煮汁がなくなるまで煮る。

メモ

豆を煮るには、塩が必要というのは、思い込み。塩をまったく入れなくても、黒砂糖だけで、すごくおいしい！

ダイコンおろしで食べる 手打ちそば

つゆも、カツオ節、コンブでだしをとり、おいしくつくっているつもりですが、孫はなにもつけずに食べています。風邪もひかない健康の秘訣は、無塩かもしれません。

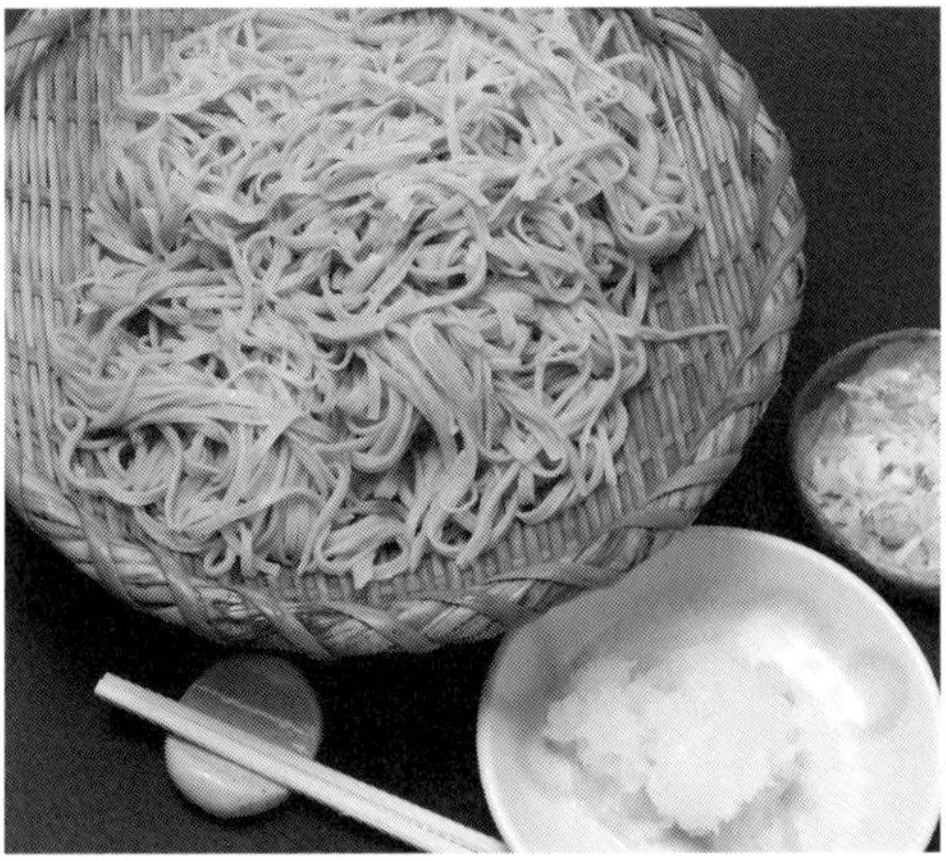

材 料（二八そば・2～4人分）

そば粉	400g
小麦粉（強力粉）	100g
水	約250mℓ（約100mℓは熱湯にする）
打ち粉	適宜
ダイコンおろし	適量
薬味（好みでネギ、一味・七味トウガラシなど）	適宜

つくり方

①そば粉とつなぎの強力粉をよく混ぜ、次に約100mℓの熱湯を加えながら、混ぜ合わせる。さらに75mℓの水を様子を見ながら残った水を加える。このとき、加える水が多すぎると、やわらかくなりすぎて、そばにならないので、気をつける。ダマにならないように、おからのようになるように、混ぜる。手で握ってみて、霧吹きで調整し、耳たぶくらいの固さになるまでこねる。これたものを円錐形にする。

②平らな台に打ち粉を敷き、①をのせ、手のひらで圧を加えながら、丸く形をととのえる。

③②を、麺棒を使い、伸ばして大きな円盤にする。さらに麺棒を使って縦、横と繰り返し、薄くなるように四方に広げ菱形にする。

④③の広げた麺に、たっぷり打ち粉をし、四つに折りたたみ、端から細く切る。

⑤沸騰したたっぷりの湯に、１／3量の④をふり入れ、ゆでる。
⑥麺が浮いてきたら、1本を取り、硬さをみて、よかったら、すぐにざるですくい、水で洗う。次に氷を入れた冷水に入れ、優しくかき回し、冷やす。⑤、⑥を3回繰り返す。
⑦水けをきって、ざるに盛る。ダイコンおろしをたっぷり入れて、好みで薬味を加えて食べる。

メモ

福島の会津地方では、打ちたてのそばを水だけで食べる水そば、またダイコンおろしだけで食べるおろしそばは、一般的です。むしろ、そばのおいしさを最も味わえる食べ方として、知られています。

黄金色の魅惑　サツマイモようかん

サツマイモは色が命。灰色だったり、白茶けていたら、食欲がなくなります。クチナシの実やサフランがあれば、見事に美しい黄金色になります。

手づくりのよさは、甘みも自分の体調に合わせて変えられるところ。子どものおやつにも安心です。

材料（４人分）

サツマイモ……600g
クチナシの実（またはサフラン少々）……２個
水……1ℓ
粉寒天……16g
ハチミツ（または甘蔗分蜜糖）……200～300g

つくり方

①サツマイモは皮をむき、２㎝幅に切り、水にさらす。
②鍋に①を入れ、ひたひたに水を入れ、クチナシの実（またはサフラン）を入れ、やわらかくなるまで煮る。ざるにとり、裏ごしをする。
③1ℓの水に粉寒天を溶かし、沸騰させ、裏ごししたサツマイモとハチミツを加え、よく混ぜながら弱火で煮る。
④型に入れて冷やし、固める。

メモ

ようかんが苦手な方は、水を少し増やしてやわらかめにつくります。

疲れが吹っ飛ぶ 甘酒

甘酒は市販品が手軽に買えますが、やはり、こうして麴《こうじ》でつくる甘酒は、ほんのりした上品な甘さが絶品です。セシウムと闘うには発酵食品がよいということで、震災以降、よくつくりました。

材料（4人分）

米……1/2合
米麴……300g
水……450mℓ

そのときの気分で、特に疲れているときは、ハチミツを加えたり、黒砂糖を加えて飲みます。疲れが吹っ飛びます。

つくり方

①米をよく洗ってとぎ、ざるに上げて水けをきる。

②炊飯器でおかゆ用の水加減で炊く。

③米麴は、よくほぐしておく。

④おかゆが炊けたら、分量の水を入れて温度を60度前後にし、③の米麴を入れて、へらでよくかき混ぜ、表面を平らににし、炊飯器のふたを開けたままで、上にタオルをかぶせ、保温スイッチを入れる。

⑤2時間置きにかき混ぜ、周りに甘酒のにおいが漂うまで、4～5時間保温して発酵させる。

⑥タオルを取り、ふたを開けたまま炊飯スイッチを入れ、時々かき混ぜ、沸騰直前（90度）まで20分くらい加熱する。冷めたら、保存パックに入れて冷蔵庫へ。1週間は保存できる。

⑦小鍋に必要な量を移し、好みで水で薄め、加熱して熱々を飲む。

メモ

すりおろした根ショウガを少量加えて飲むと、さらに体が温まります。

甘酒に黒砂糖を加えて、野菜や魚を漬ける麴漬けなども、おすすめです。

好評のハクサイの甘酢漬け

つくっても、つくっても、あっという間に食べてしまうハクサイの甘酢漬け。ゴマ油や根ショウガ、長ネギの威力で、酢漬けでも漬け物でもない味が魅力です。ユズやレモンの皮を入れると、いっそうおいしくなります。

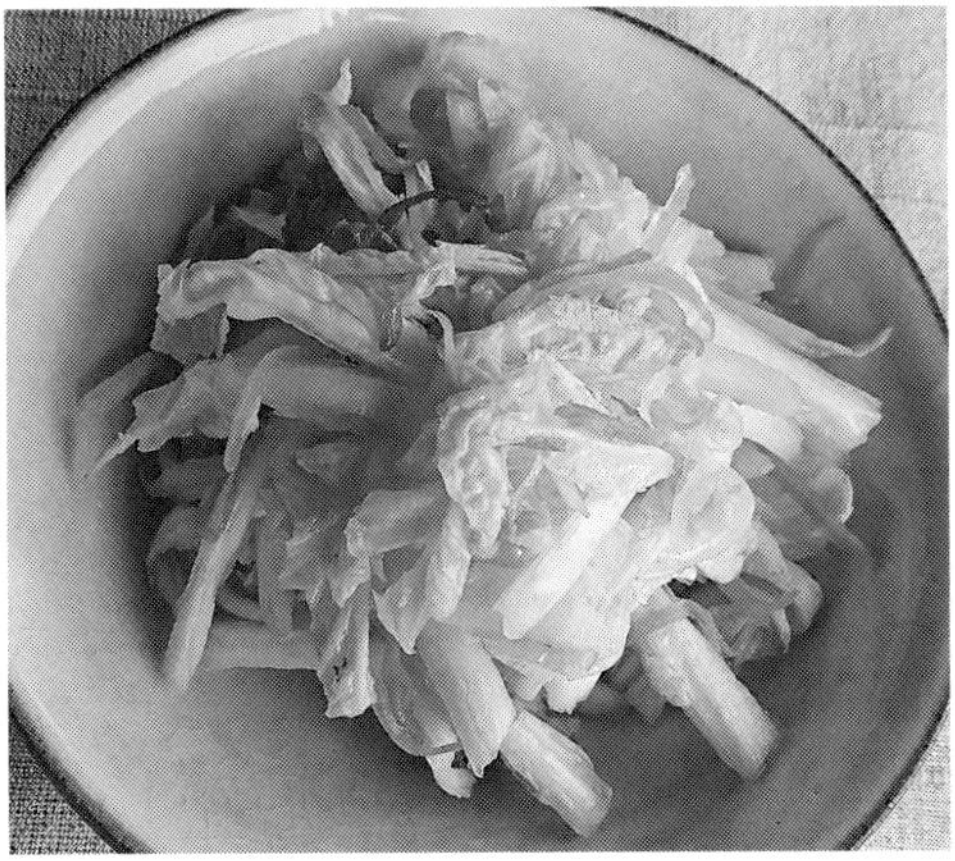

材 料

ハクサイ	５枚
ニンジン	1/4 本
長ネギ	１本
根ショウガ	１かけ
赤トウガラシ	１本
ハチミツ（または甘蔗分蜜糖）	大さじ３
ゴマ油	大さじ１
酢	大さじ３

つくり方

①ハクサイは葉と軸に分けて、軸は５㎝長さの細切り、葉はざく切りにする。ニンジンは皮をむき、せん切りにする。長ネギは、小口切りにする。

②根ショウガはみじん切り、赤トウガラシは細切りにする。

③ハクサイ、ニンジン、長ネギはハチミツを混ぜて、重しをしてしばらく置く。

④③に②を加え、ゴマ油、酢を加えて混ぜる。

メモ

漬け物とサラダの中間。中華風なので若い人にも好評です。つくって、すぐに食べられ、冷蔵庫で１週間ほど保存できます。

青菜とゴボウのゴマあえ

ゴマが大好きです。とりわけ黒ゴマは漢方薬。インド、エジプトから中国を経て奈良時代に日本へ伝来したものです。良質なタンパク質やビタミンEが多く含まれ、昔から若返り・不老長寿の薬とされてきました。

黒ゴマの色素アントシアニンはフラボノイドの一種で、抗酸化物質として、さまざまなサプリメントや医薬品に応用されています。このことを知っただけで、黒ゴマを食べたくなります。

材料（4人分）

黒すりゴマ	大さじ4
砂糖	大さじ2
みりん	大さじ1
青菜	100g
ゴボウ	1本

つくり方

①黒すりゴマと砂糖、みりんはよく混ぜる。

②青菜は沸騰した湯でゆでて水にとり、冷やして、3㎝長さに切り、水けをきる。

③ゴボウは、薄くささがきにし、鍋に湯を沸かし、沸騰したら2分ほどゆでる。粗熱を取って水けを絞る。

④青菜、ゴボウ、①を加えてあえる。

メモ

ゴマの代わりにエゴマの実であえてもおいしいです。エゴマ?と思う人もいるかもしれません。エゴマの油や葉ではなく、実の部分を使います。灰色の小さな粒です。これを炒ってすりつぶし、福島では、青菜をあえたり、餅につけたりして食べます。エゴマ独特の香ばしさ、旨みが魅力です。

また、エゴマは、α-リノレン酸を豊富に含み、体内でEPA（エイコサペンタエン酸）やDHA（ドコサヘキサエン酸）に代謝され、血管内の血栓を防いだり、血液をサラサラに保つ効果が期待され、高血圧や心疾患の予防に役だちます。

食欲が出てくる 白あえ

白砂糖を使わないし、白すりゴマを入れるので、白あえというよりも、ゴマあえのような味と食感ですが、昔懐かしい優しい味、食欲が出てくる一品です。

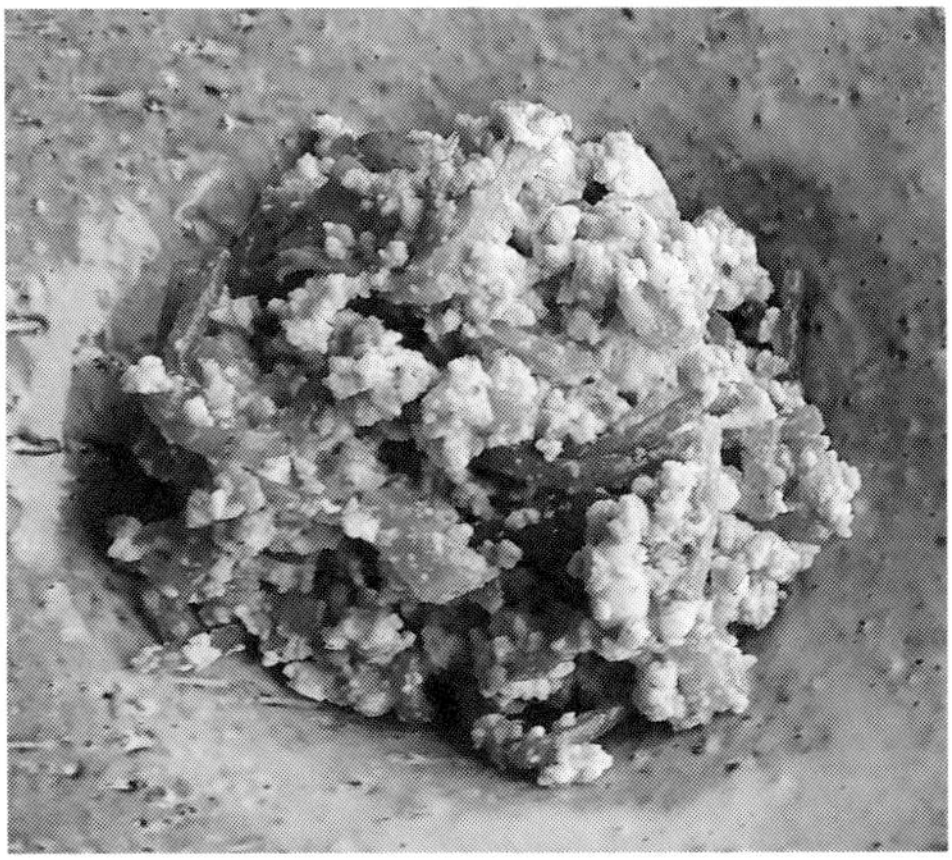

材料（４人分）

木綿豆腐……1/2 丁
ニンジン……1/3 本
糸こんにゃく（あく抜き済み）……1/3 袋
マイタケ……30g
だし汁（つくり方 P36）……１カップ
白すりゴマ……大さじ４
ハチミツ（または甘蔗分蜜糖）……大さじ２
ゴマ油……少々
好みで一味・七味トウガラシ、または刻んだユズなど……少々

つくり方

①木綿豆腐は、四つに切り分け、沸騰した湯でさっとゆでる。布に包み、まな板などの重しを上にのせて、水けを取る。
②ニンジンは５㎜幅に細く切る。
③鍋にだし汁を入れ、ニンジン、糸こんにゃく、マイタケを煮る。やわらかくなったら、水けがなくなるまで煮詰める。
④ボウルに白すりゴマとハチミツを加えてよく混ぜる。そこへ①を入れてなめらかになるまで混ぜ、③を加えてあえる。ゴマ油を少々加えて香りをつける。皿に盛りつけ、好みで一味・七味トウガラシまたは刻んだユズをかける。

メモ

くっきり味が好きな人は、ピリリとするように、一味・七味トウガラシをふりかけてください。トウガラシが苦手な私はユズです。

カリウム豊富 レンコンもち

レンコンは、カリウムが豊富。つまり、体の余分なナトリウムを排出する作用や、腎臓でナトリウムが再吸収されるのを防ぐ働きがあります。また、カリウムは余分なナトリウムを排出することで、体のむくみを防ぐ働きもあります。

ただ、ビタミンCと同様に水に溶け出しやすいため、レンコンの下ごしらえの際には長時間水にさらさないことや、加熱の際にはゆですぎないようにすることが大切です。

また、栄養素が溶け出した汁ごと食べられる煮物やスープなどは、これらの栄養素が無駄にならないおすすめの食べ方です。

材料（4人分）

干しエビ	大さじ2
レンコン	400g
長ネギみじん切り	大さじ4
酒	大さじ1
片栗粉	大さじ3
コショウ	適宜
ゴマ油	大さじ1

つくり方

①干しエビは、ひたひたの水に浸し、1時間ほど置いて戻す。戻した汁は捨てずに、エビを出してみじん切りにする。

②レンコンは皮をむいて、さっと水洗いし、すりおろす。

③②に長ネギみじん切り、酒、片栗粉、コショウを加え、①のエビを加え、干しエビの戻し汁も加えてよく混ぜ、薄い円形にまとめる。

④フライパンにゴマ油をひき、③を弱火で、きつね色に焼き上がるまで焼き、裏返して3分ほど焼く。

メモ

レンコンは乾燥が苦手。保存の際は、極力空気に触れないようにし、乾燥から防ぐことがポイントです。

一節そのまま保存する場合、水で湿らせた新聞紙で丸ごと包み、ビニール袋やキッチン用ポリ袋に入れて冷蔵庫または冷暗所で保存。泥つきのレンコンは、泥つきのまま保存することでより長持ちします。

感激の味!!　麦とろ

もう40年以上も前になりますが、浅草の麦とろの老舗に連れていってもらったことがあります。店構えや内装も「江戸」の雰囲気が濃厚で、楽しめましたが、生まれて初めて麦ごはんを食べた感激は今でも忘れられません。ぼそぼそのかみごたえ、香ばしい味、好み!!でした。以来、麦ごはんのファンです。

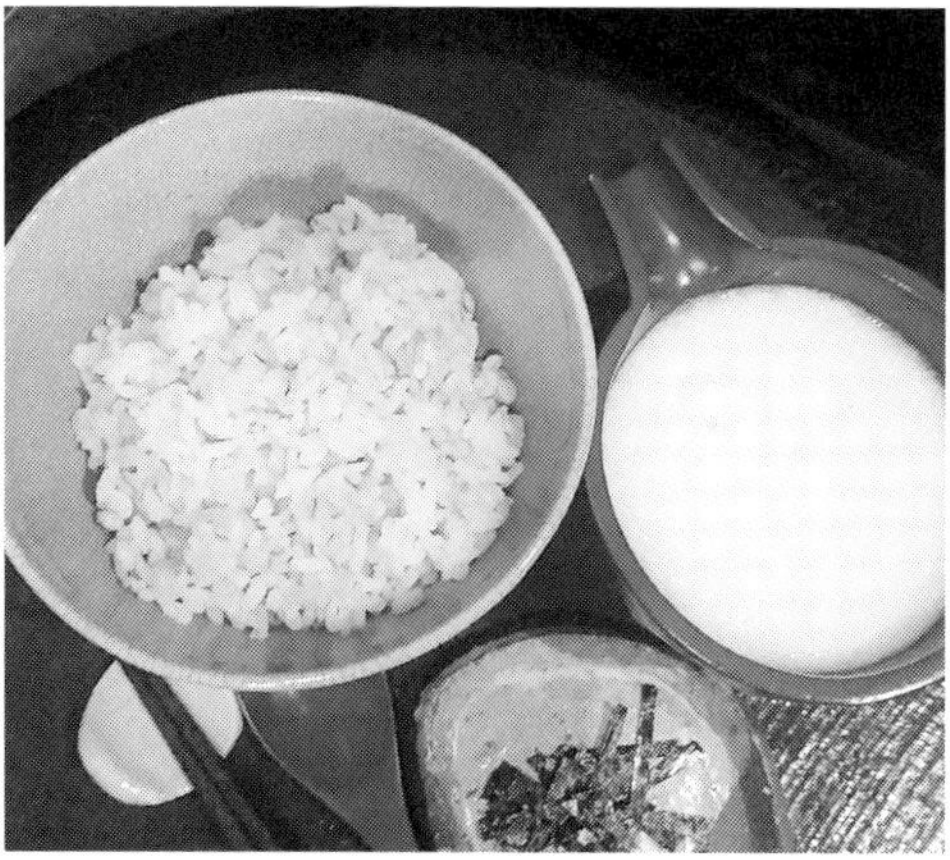

材料（４人分）

麦ごはん（米１合半、麦半合）	
とろろイモ	200g
だし汁（つくり方 P36）	１カップ
酒	大さじ１
みりん	大さじ１
好みで焼きノリ	少々

つくり方

①米と麦はといで、炊飯器で炊く。水加減、また炊き方は、変える必要なし。

②だし汁と酒、みりんは、ひと煮たちさせて冷ます。

③とろろイモは、皮をむき、すりおろす。②を加え、よく混ぜる。

④茶碗に炊き上がった麦ごはんをよそり、③のとろろ汁をかける。

メモ

麦ごはんは、米1合、麦1合でもよい。少し固めで、歯ごたえよく炊き上がります。ふりかけるのは、焼きノリ以外にも、青ノリ、ユズ、コショウなどもおいしいです。

よく効く ホットユズジュース

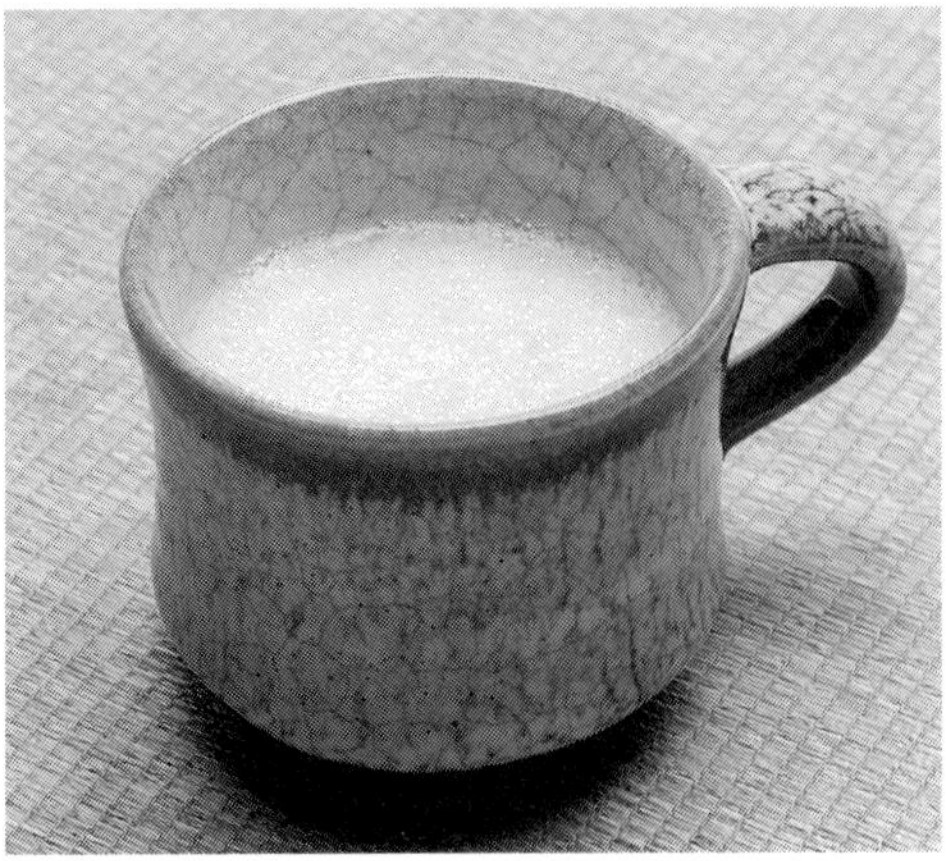

ユズの果実は、ビタミンC、クエン酸、酒石酸を含んでいます。韓国の伝統茶「柚子茶《ユジャチャ》」は、砂糖で煮込んだユズを湯または水で薄めたものですが、最近では日本でも販売され、よく飲まれているようです。

ユズの薄切りや搾り汁にハチミツを加え、ただ熱湯を入れて飲むだけでも、発汗や解熱作用が期待でき、風邪の引きはじめにぴったりです。

それにリンゴとリンゴジュースが加われば、さらに栄養もおいしさもパワーアップし、満足感が高まります。

材料（約300mℓ）

ユズ	1個
リンゴ	1/2個
リンゴジュース	100mℓ
根ショウガ	1かけ
ハチミツ	好みで適宜

果皮は漢方薬の橘皮《きっぴ》、健胃薬、解熱、鎮咳《ちんがい》、去痰《きょたん》薬として用いられています。ピネン、シトラール、リモネンなどの芳香成分を含みます。ユズの芳しい香りは、さまざまな香水にも利用されていますが、新陳代謝を活発にし、血行を促進する作用があります。ユズ湯は疲れや痛み、冷え性にもよさそうです。

消費・生産とも日本が最大ですが、柑橘類の中では耐寒性が強く、福島産は北限のユズとして知られています。病気にも強く、無農薬栽培が比較的簡単にできます。調味料として、またユベシなどの菓子にも利用されています。

私は種をホワイトリカーやエタノールに浸け、グリセリンを加えて保湿化粧水をつくり、乾燥肌をケアしています。また、絞った後の種や皮は、干して入浴剤として使います。香りが湯船に広がり、極楽、極楽です。

つくり方

①ユズは種を取り、搾る。

②リンゴは皮と芯を取り除き、一口大に切る。

③ユズの搾り汁、リンゴ、リンゴジュースをミキサーにかける。

④鍋に③を入れ加熱し、沸騰してきたら火を止め、根ショウガの搾り汁を加える。好みでユズ皮のすりおろしや、ハチミツを加える。

メモ

ハチミツは、1歳以下の赤ちゃんには禁物です。

際だつ旨さ　赤ダイコンの酢漬け

皮だけがほんのりと紅色で中は真っ白の赤ダイコン。見た目はカブかとも思えるのですが、食べればくっきりとダイコン。

しかも、苦み、えぐみがない甘い赤ダイコン。ユズを入れると、いっそう赤ダイコンの旨さが際だちます。

材料（4人分）

赤ダイコン	1本（約500g）
塩	適宜
水	1/2カップ
みりん	大さじ1
ハチミツ	大さじ4
酢	50㎖
ユズ	半個

つくり方

①赤ダイコンは、薄く輪切りにする。

②①に塩を加えしばらく置き、水を加えて、2～3度洗い、塩抜きをし、キッチンペーパー、布などで水けをよく取る。

③鍋に水を入れ、みりん、ハチミツを加えて溶かし、冷まして酢を加える。

④②の赤ダイコンに③を加えて混ぜ、すりおろしたユズを加える。

メモ

歯が悪い人がいる場合は、せん切りにします。冷蔵庫に保管します。

だし汁だけの大きな茶碗蒸し

茶碗蒸しにしょうゆをかけたりしませんよね。普通は、だし汁に少量のしょうゆや塩などの味がついているからですが、だし汁だけの茶碗蒸しでも、だれからも文句は出ません。

熱々だし、ミツバの香りがなんとも言えないし、「あっ、ギンナンだ」などと宝物を探したような楽しみもあって、無塩を忘れてしまうのです。

材料（4人分）

かまぼこ	50g
鶏ささみ肉	2本
シイタケ	3枚
長イモ	50g
ギンナン	8個
卵	3個
だし汁（つくり方P36）	2カップ
酒	大さじ1
ミツバ	少々

つくり方

①かまぼこ、鶏ささみ肉は5㎜角に切る。シイタケは軸を取り、薄く切る。長イモは皮をむき、5㎜角に切る。

②ギンナンは、包丁の背で叩いて殻を割り、小鍋で火にかけ、ゆでて薄皮を除く。

③卵は、よく溶きほぐし、だし汁、酒を入れて、こし器でこす。

④耐熱容器に①、②を並べ、③を流し入れる。

⑤蒸気の上がった蒸し器に④を入れ、最初は強火で1分、弱火にしてさらに17～18分ほど蒸す。竹串を刺して汁が出てこなければできあがり。ミツバを散らす。

メモ

とあるホテルの懐石料理コースに出てきた茶碗蒸し。中にチーズが入っていて、家族も皆、「ブブー！」おいしくない！　変わった茶碗蒸しをつくりたい気持ちもわかるけど、チーズはバツです。

熱々が旨い 焼き豆腐

甲田療法に必須の豆腐、毎日365日食べても飽きません。ですが、さすがに冬になると、冷ややっこでは、体の芯まで冷えそう。そこで、焼き豆腐の出番。熱々の焼きたてに、根ショウガ、ユズ、ネギなどを散らします。もちろん、しょうゆなしです。

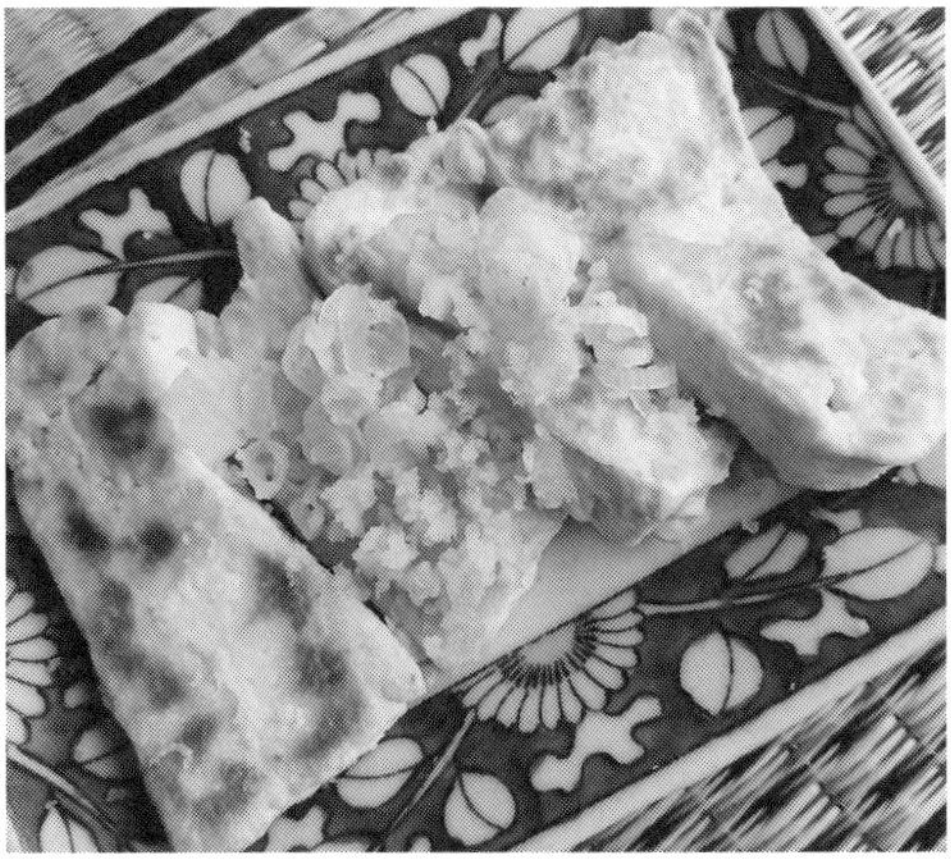

材料（２人分）

豆腐……1/2丁
小麦粉……大さじ１
オリーブ油……少々
好みでユズ、ネギ、根ショウガなど……少々

つくり方

①豆腐は、布またはキッチンペーパーに包み、水けを取る。
②四つに切り分け、小麦粉をまぶす。
③オリーブ油をひいたフライパンで焼く。好みで、ユズ、ネギ、根ショウガを散らす。

メモ

肉を食べない私にとって、豆腐にはお金をかけても惜しくありません。国産ダイズ、にがりは必須条件です。それでも、おいしい豆腐と巡り合うことは、めったにありません。

それなのに、好みの豆腐屋さんが、ある日、つくるのをやめてしまった大事件が今年も起きました。本当にがっかりです。

無塩食に必要な調味料インフォメーション

無塩食に利用できる酢・酒・みりん、油、甘味料の選び方を紹介します。なお、コショウ、トウガラシ、サンショウなどの薬味も利用できます。

酢・酒・みりんの選び方

酢

原材料が「米」だけの「純米　米酢」で、醸造用アルコールや酸味料、糖が入っていないものを選びます。

バルサミコ酢、ワインビネガー

原材料は「ブドウ酢、ブドウ果汁」。できれば、カラメル色素などを含まないものを選びます。

バルサミコ酢とワインビネガーは、原料がブドウの濃縮果汁であることと、長期にわたる樽熟成が特徴。色は茶色を濃くした黒色で、独特の芳香があり、オリーブオイルとともにサラダにかけるなどイタリア料理の味つけや香りつけ、隠し味に使われます。ほかの食酢にはない甘みがあるため、デザートの味つけやトッピングに使われることもあります。

伝統的なバルサミコ酢は、最低12年の熟成や、原料のブドウの種類、そのほか細かな製法が法律で定められていて高価です。火を通す料理に使われることもまれです。

通常店に並んでいるものは、ほぼ同じ材料や工程ながら、熟成期間だけが短い6年もの、8年ものなど。また、熟成されていないブドウ酢を主体に着色料・香料・カラメルなどを添加し、大量生産によってつくられた普及品もあります。

酒、みりん

酒は醸造用アルコールが無添加の「純米酒」を、みりんは、原材料が「もち米、米こうじ、焼酎」の「本みりん」で、醸造用アルコールが無添加のものを選びます。

醸造用アルコールは、増量剤。水で薄めて味を補うためにさまざまな添加物を加えることになります。大量生産が可能なぶん、栄養、風味が落ちてしまいます。

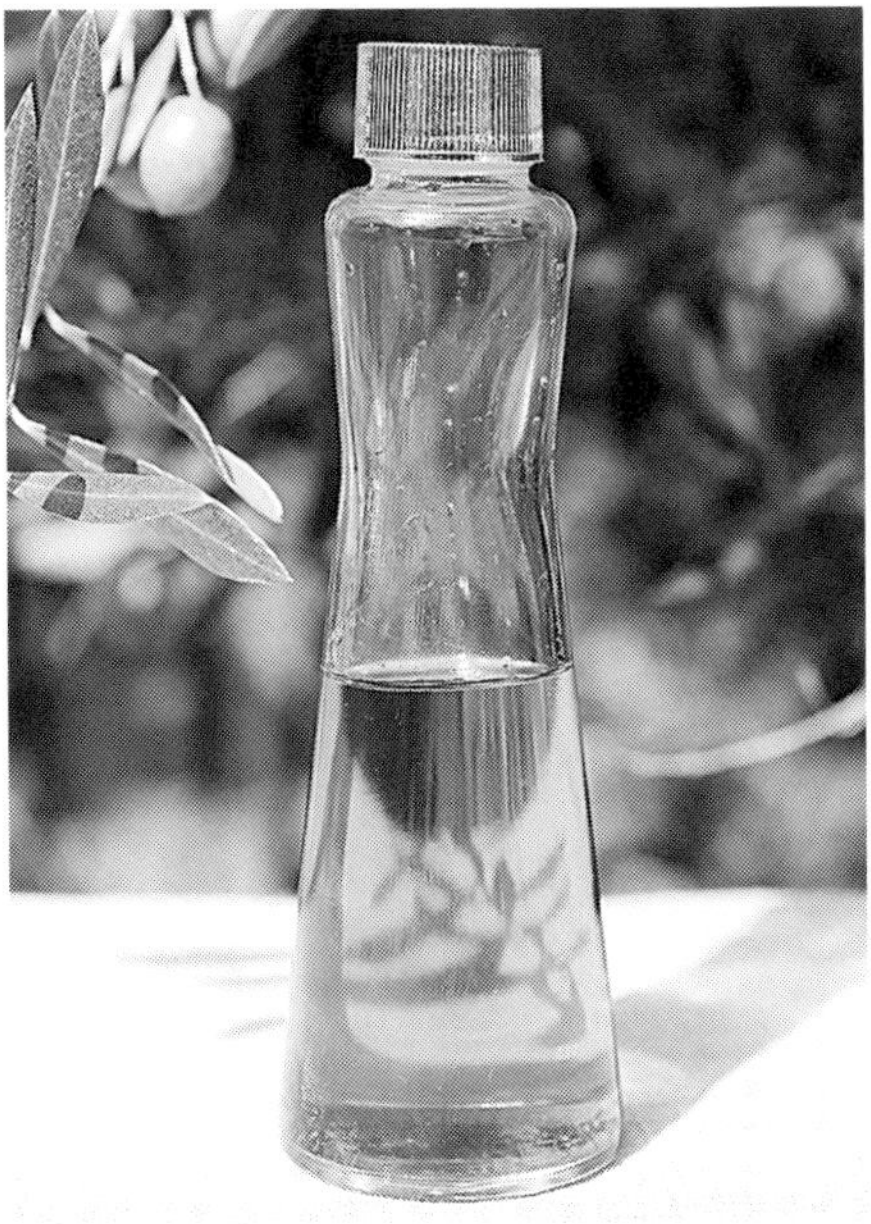

エクストラバージンオリーブオイル

油の選び方

市販のてんぷら油、サラダ油は、植物性の油には違いありませんが、ダイズ、米ぬか、コーン、綿実などの油が混ぜ合わされています。

ダイズ、米ぬか、コーン、綿実などの油は、ただ搾っただけでは透明な油にならないので、精製することになり、その過程で高熱や高圧処理もあり、大切なビタミンが失われてしまいます。また、油自体も酸化しやすくなります。油は、オリーブ油、ゴマ油、エゴマ油を使うようにしたいものです。

オリーブ油

「エクストラバージンオリーブオイル」と表示され、原材料は、「食用オリーブオイル」のみのものを選びます。

オリーブ油は、ただ搾っただけでオイルになる油ですが、一番搾り、すなわちエクストラバージンでない、二番搾り、三番搾りとなると、色も茶色に濁り、香りも味も雑味が出てきます。それを除くためにさまざまな添加物が使われます。

ゴマ油

ゴマ油の場合も一番搾りの油、原材料は「食用ゴマ油」を選びます。

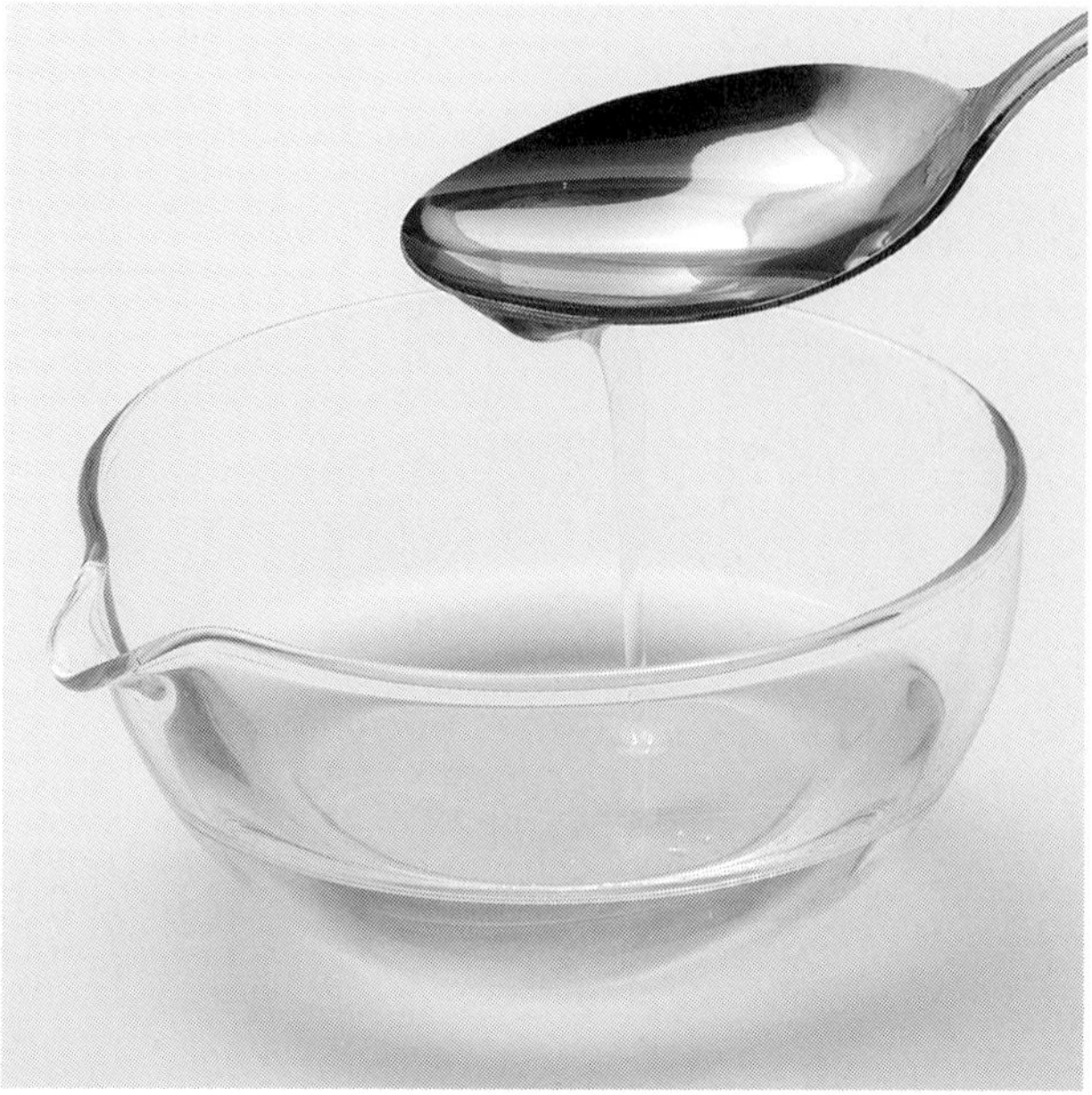

α-リノレン酸を多く含むエゴマ油

エゴマ油、亜麻仁油

エゴマ油はシソ科のエゴマの種子から抽出して製造します。亜麻仁油は「亜麻」という植物の種子を圧搾して抽出する油です。

原料は違いますが、どちらも似たような成分が含まれており、特にα‐リノレン酸が多く含まれていることで、健康面でよい効果が期待できるとして注目を集めています。

α‐リノレン酸は、ＥＰＡやＤＨＡと同じくオメガ３《スリー》脂肪酸の一種です。オメガ３脂肪酸には悪玉コレステロールや中性脂肪を減らして血液をサラサラにし、生活習慣病の改善やアレルギー性疾患予防に役だち、脳を活性化させる効果があります。

ただ、エゴマ油、亜麻仁油は、両方ともくせが強く、香りも独特ですから、好みがあります。わが家では、エゴマ油はなんとか食べますが、亜麻仁油は、どうしても好みでないのです。

甘味料の選び方

黒砂糖

白砂糖は使わずに、できるだけ精製されていない黒砂糖など、ミネラルやビタミンが入っている砂糖を使います。原材料をよく見て「サトウキビ」のものを選びます。

すべて黒砂糖というわけにいかないので、色をつけたくない料理にだけ、原材料が「サトウキビ」でも色が薄い「甘蔗分蜜糖」を選びます。黒砂糖と甘蔗分蜜糖の2種類を使い分けています。

ハチミツ

ハチミツの表示については、日本は非常に緩いと指摘されている一方で、欧米では自然状態で熟成し、一切手を加えていないものしかハチミツと名のれません。買うなら欧米産がおすすめです。

国産で本物を手に入れたいなら、信用できる生産者から直接購入するのがいちばんです。1kg当たり3000円~5000円が相場でしょうか。

本物なら常温で数十年は保存可能なので、高くてももとはとれます。ハチミツによっては、色、香りがさまざまです。料理に使うハチミツは、アカシアなど、あまりくせのないものを選びたいですね。

メープルシロップ

表示は「100%ピュアメープルシロップ」、原材料は「メープルシロップ」。わが家にあるものは、カナダ・ケベック州原産と表示されています。

メープルシロップは、サトウカエデなどの樹液を濃縮した甘味料で、ホットケーキにかけたり、菓子の原料に用います。

世界で流通するメープルシロップの71%がケベック州産ですが、日本国産のメープルシロップもあります。ケベック州では、メープルシロップ生産協会があり、高品質維持、価格安定のため、販売量・価格設定・流通方法などを厳しく統制しています。

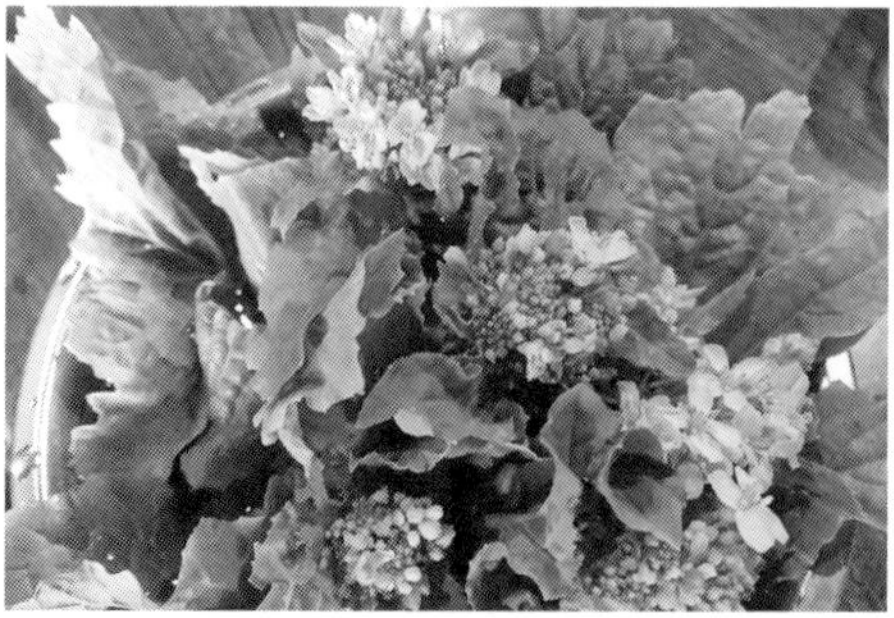
摘みたての菜の花

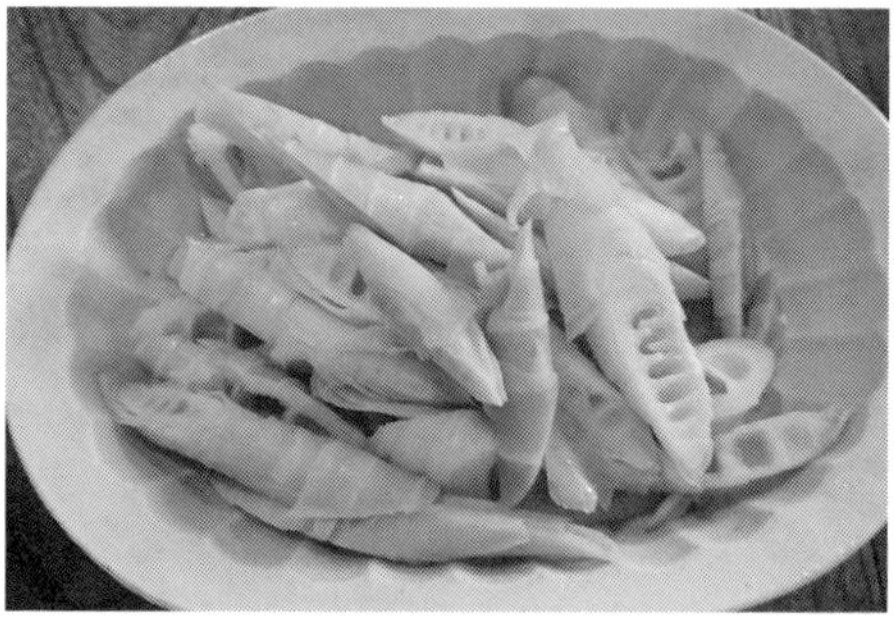
タケノコの煮物

●

デザイン——— 塩原陽子　ビレッジ・ハウス
撮影——— 三宅 岳　熊谷 正
ほか
イラストレーション——— おちまきこ
校正——— 吉田 仁

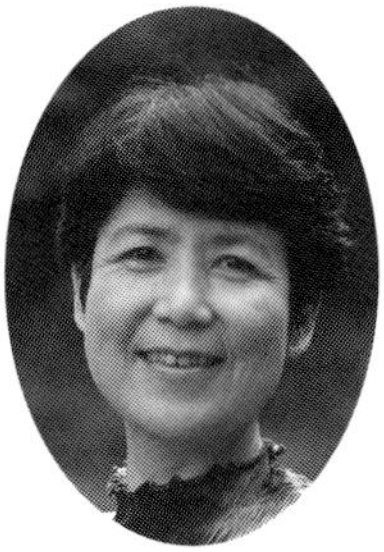

●著者プロフィール

境野米子（さかいの　こめこ）

群馬県前橋市生まれ。千葉大学薬学部卒業後、東京都立衛生研究所にて食品添加物、残留農薬、重金属汚染などを研究。福島県に転居後、土に根ざした暮らし、自然にやさしい生き方を追究し、地域の有機農業運動などに深くかかわる。

現在、暮らし研究工房主宰、生活評論家、薬剤師。築150年の茅葺き屋根の古民家を修復して住み、食・農・環境、暮らしの分野の問題の研究を続ける。また、講演会、講習会などで自然食・穀菜食・伝統食をとり入れた食生活、さらにみずからの実体験、実践をもとにした食事療法レシピなどを指導している。

著書に『玄米食 完全マニュアル』、『一汁二菜』、『素肌にやさしい手づくり化粧品』、『病と闘う食事』、『病と闘うジュース』、『よく効く手づくり野草茶』（ともに創森社）など多数。

無塩《むえん》の養生食《ようじょうしょく》

2020年３月16日　第１刷発行

著　　者——境野米子《さかいのこめこ》

発 行 者——相場博也
発 行 所——株式会社 創森社
〒162-0805 東京都新宿区矢来町96-4
TEL 03-5228-2270　FAX 03-5228-2410
http://www.soshinsha-pub.com
振替00160-7-770406
組　　版——有限会社 天龍社
印刷製本——中央精版印刷株式会社

 ISBN978-4-88340-342-4 C0077

〝食・農・環境・社会一般〟の本

創森社　〒162-0805 東京都新宿区矢来町96-4
TEL 03-5228-2270　FAX 03-5228-2410
http://www.soshinsha-pub.com
＊表示の本体価格に消費税が加わります

病と闘うジュース
境野米子 著　Ａ５判８８頁１２００円

農家レストランの繁盛指南
高桑 隆 著　Ａ５判２００頁１８００円

ミミズのはたらき
中村好男 編著　Ａ５判１４４頁１６００円

野菜の種はこうして採ろう
船越建明 著　Ａ５判１９６頁１５００円

いのちの種を未来に
野口 勲 著　Ａ５判１８８頁１５００円

里山創生～神奈川・横浜の挑戦～
佐土原 聡 他編　Ａ５判２６０頁１９０５円

移動できて使いやすい 薪窯づくり指南
深澤 光 編著　Ａ５判１４８頁１５００円

固定種野菜の種と育て方
野口 勲・関野幸生 著　Ａ５判２２０頁１８００円

原発廃止で世代責任を果たす
篠原 孝 著　四六判３２０頁１６００円

市民皆農～食と農のこれまで・これから～
山下惣一・中島 正 著　四六判２８０頁１６００円

さようなら原発の決意
鎌田 慧 著　四六判３０４頁１４００円

自然農の果物づくり
川口由一 監修　三井和夫 他著　Ａ５判２０４頁１９０５円

農をつなぐ仕事
内田由紀子・竹村幸祐 著　Ａ５判１８４頁１８００円

農福連携による障がい者就農
近藤龍良 編著　Ａ５判１６８頁１８００円

農は輝ける
星 寛治・山下惣一 著　四六判２０８頁１４００円

農産加工食品の繁盛指南
鳥巣研二 著　Ａ５判２４０頁２０００円

自然農の米づくり
川口由一 監修　大植久美・吉村優男 著　Ａ５判２２０頁１９０５円

大磯学―自然、歴史、文化との共生モデル
伊藤嘉一・小中陽太郎 他編　四六判１４４頁１２００円

種から種へつなぐ
西川芳昭 編　Ａ５判２５６頁１８００円

農産物直売所は生き残れるか
二木季男 著　四六判２７２頁１６００円

地域からの農業再興
蔦谷栄一 著　四六判３４４頁１６００円

自然農にいのち宿りて
川口由一 著　Ａ５判５０８頁３５００円

快適エコ住まいの炭のある家
谷田貝光克 監修　炭焼三太郎 編著　Ａ５判１００頁１５００円

植物と人間の絆
チャールズ・Ａ・ルイス 著　吉長成恭 監訳　Ａ５判２２０頁１８００円

農本主義へのいざない
宇根 豊 著　四六判３２８頁１８００円

文化昆虫学事始め
三橋 淳・小西正泰 編　四六判２７６頁１８００円

小農救国論
山下惣一 著　四六判２２４頁１５００円

タケ・ササ総図典
内村悦三 著　Ａ５判２７２頁２８００円

育てて楽しむ ウメ 栽培・利用加工
大坪孝之 著　Ａ５判１１２頁１３００円

育てて楽しむ 種採り事始め
福田 俊 著　Ａ５判１１２頁１３００円

育てて楽しむ ブドウ 栽培・利用加工
小林和司 著　Ａ５判１０４頁１３００円

パーマカルチャー事始め
臼井健二・臼井朋子 著　Ａ５判１５２頁１６００円

よく効く手づくり野草茶
境野米子 著　Ａ５判１３６頁１３００円

図解 よくわかる ブルーベリー栽培
玉田孝人・福田 俊 著　Ａ５判１６８頁１８００円

野菜品種はこうして選ぼう
鈴木光一 著　Ａ５判１８０頁１８００円

現代農業考～「農」受容と社会の輪郭～
工藤昭彦 著　Ａ５判１７６頁２０００円

農的社会をひらく
蔦谷栄一 著　Ａ５判２５６頁１８００円

超かんたん 梅酒・梅干し・梅料理
山口由美 著　Ａ５判９６頁１２００円

育てて楽しむ サンショウ 栽培・利用加工
真野隆司 編　Ａ５判９６頁１４００円

育てて楽しむ オリーブ 栽培・利用加工
柴田英明 編　Ａ５判１１２頁１４００円

ソーシャルファーム
ＮＰＯ法人あうるず 編　Ａ５判２２８頁２２００円

虫塚紀行
柏田雄三 著　四六判２４８頁１８００円